Vitalidad Vibrante

Una Guía
Para La Mujer Moderna

por
Simona Hadjigeorgalis

Copyright

Dedicatoria

Dedicado a todas las Mujeres Modernas,
que todas podamos brillar
con nuestra luz interior.

Y, a los amores de mi vida… Antonios, Max, y Celia.

Reconocimientos

Escribir un libro, como la vida en general, requiere de un conglomerado de experiencias y personas. Me gustaría reconocer y agradecer a las muchas personas que hicieron este libro posible.

A todos los lectores y clientes que han tomado el camino hacia la Vitalidad Vibrante y que han contribuido a mis ideas, ayudándome a perfeccionar el esquema de la Nutri-Gota, para poder transmitirlo a través de esta Guía.

A mi alma gemela e increíble esposo, Antonios, quien ha sido fundamental en este proyecto. También me gustaría agradecer a mis hijos, Celia y Max. Además de todas las maneras en las que nutren mi corazón y mi espíritu, me ofrecen continua motivación para poder priorizar mi viaje hacia una Vibrante Vitalidad.

Quisiera gradecer a mis padres Gail y Larry por todo lo que me han enseñado y por haberme demostrado cómo se vive la vida cuando nos esforzamos en dar lo mejor de nosotros mismos en cada aspecto de nuestra existencia. Gracias a las personas que leyeron los primeros borradores de este libro, ofreciéndome sus sinceros y detallados comentarios desde muchas perspectivas. Mis padres, mis hermanos (Scott y Michelle), mi mejor amiga de toda la vida, Sharon, y mi socia en los negocios y las responsabilidades, Arianna Gray.

Gracias a todas las personas que posiblemente ni siquiera se dieron cuenta de que me estaban ofreciendo un rastro de migajas cósmicas para seguir. Gracias al Sr. V, maestro de la escuela primaria de mi hija, que me pidió que creara una rutina rápida y sencilla de bienestar para su clase; a Matthew H. que me hizo la poderosa pregunta "¿Cómo podrías embotellar lo que sabes y distribuirlo, y de esa manera tener un impacto positivo en la vida de más mujeres y niñas?".

Muchas gracias a Nicole Dye-Anderson, experta en relaciones mediáticas, quien leyó mi libro electrónico y me animó a crear el libro físico. Ella ha sido un catalizador de este mensaje, logrando llegar a más mujeres y niñas de las que yo podría haber alcanzado nunca. Si escogiste este libro porque te gustó la portada, eso debo agradecérselo a Rupa (también conocida como libzyyy en 99 Designs). Es un placer trabajar con ella.

Gracias a Lanha y su organización Amor Infinito por invitarme a hablar sobre bienestar y auto cuidado en Colombia. Ella y su organización han sido la inspiración para traducir *The Busy Woman's Guidebook to Vibrant Vitality* (*Vitalidad Vibrante, Una Guía Para La Mujer Moderna*) al español. Y gracias a Ana Baehr por traducir el libro del inglés al español; si te gusta su trabajo, puedes encontrarla en www.paladra.com.

Y finalmente, gracias a mi Tía, Ana Tish, que ha sido una luz constante en mi vida y en las vidas de mis hijos. Estoy muy contenta de que este libro esté ahora en su idioma materno.

Todos tocamos las vidas de las demás personas, algunas veces de gran manera, otras con menos intensidad. Es por eso que es tan importante que dejemos brillar nuestra luz interior.

Contentido

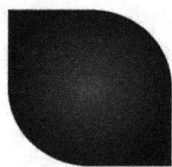

Prefacio

Bienvenida a *Vitalidad Vibrante*. Mientras recorres tu camino hacia la Vitalidad Vibrante, puede que haya días en los que no tengas el tiempo de leer tanto como quisieras. Esa es una señal de que vives una vida **muy completa**, y eso **merece celebrarse**.

Te beneficiarás de La Guía sin importar si la lees durante cinco minutos cada día o si la lees completa en unas cuantas horas. De cualquier forma, cuenta. Tener una vida completa significa que, algunas veces, el único tiempo que tenemos para cuidar de nuestro bienestar son esos pequeños paréntesis que logramos hacer entre el ajetreo de la vida diaria. La Guía se adapta a tu apretada agenda y te ofrece técnicas rápidas que aumentan tu energía de manera saludable y amorosa.

Si tienes más energía, tendrás más tiempo para disfrutar de la vida tan completa que tienes, en vez de que te sientas presionada por ella. ¡Este es tu camino a la Vitalidad Vibrante!

Que tengas bienestar abundante ahora y siempre.

Deseando que estés bien,

Simona

Capítulo Uno
Navegando Por Tu Guía

Imagina tener más energía y más tiempo para las cosas que te producen más alegría y vitalidad. ¿Cómo te sentirías? ¿Saltarías de la cama cada mañana sin necesidad de poner una alarma? ¿Qué harías con el tiempo libre que te sobrara? ¿Estás dispuesta a incorporar más **vitalidad** a tu vida?

El integrar rutinas y técnicas adecuadas y de corta duración a tu vida puede incrementar tu nivel de energía. Desafortunadamente, lo contrario también es cierto.

Cuando estamos realmente ocupadas y experimentamos el estrés moderno, muchas veces no escuchamos a nuestro cuerpo. No le comunicamos que estamos bien y a salvo, y éste desvía nuestros recursos internos, y reacciona como si estuviéramos enfrentando un peligro mortal. Esto se reflejará en un menor nivel de energía, menos paciencia, menos iniciativa e incluso nos obligará a retener algunas libras de más.

La clave es saber cuáles técnicas pueden tener el mayor impacto. Reconozcamos el hecho de que estamos sumamente ocupadas, y luego enfoquémonos en aprovechar al máximo los momentos que tengamos para nosotras mismas.

Puede resultar complicado darle prioridad a nuestro propio cuidado cuando tenemos tantas otras cosas que demandan nuestra atención. La ironía es que, si no priorizamos nuestro bienestar, no tendremos la suficiente energía para vivir nuestras ocupadas vidas.

Tu Guía fue escrita teniendo en cuenta lo ocupada que es tu vida. La información contenida en este libro está dividida en pequeñas secciones y planeada de manera que puedas acomodarla a tu ocupada agenda.

¿Por qué es sólo para mujeres?

La Guía es un mapa del tesoro que te hará descubrir un excelente estado de bienestar, sin importar tu edad o el género. Sí, ciertamente hay elementos que son universales. Sin embargo, Vitalidad Vibrante, Una Guía Para La Mujer Moderna, está específicamente diseñada y adaptada para las mujeres, porque hemos recibido innumerables mensajes que nos dicen que es inevitable que, con el tiempo, nuestro cuerpo va a declinar, y que sólo debemos esperar y acostumbrarnos a ello.

Bueno, ¡pues esas son puras tonterías!

Sí, nuestros cuerpos van cambiando a lo largo de nuestras vidas. Lo que funcionaba cuando éramos niñas ya no funcionará de igual manera ahora. Pero eso no significa que no podamos estar saludables y vibrantes. Sólo significa que necesitamos un nuevo enfoque, un enfoque que se ajuste alrededor de nuestra vida tan completa.

En esta guía, aprenderemos cómo asociarnos con nuestros increíbles vehículos humanos para que podamos seguir ESTANDO bien, VIÉNDONOS bien y SINTIÉNDONOS bien a lo largo de nuestras vidas.

¿Qué Puedes Esperar?

Podrás esperar que aumente tu energía, utilizando técnicas que fueron diseñadas sabiendo lo ocupada que estás. También podrás esperar herramientas que mejoren tu bienestar y vitalidad. Puedes esperar que tu conexión con tu sabiduría interior se profundice, y puedes esperar una prolongada sensación de Vibrante Vitalidad.

Si estás cansada de los conflictivos mensajes que dicen que comas esto y no aquello y que te ejercites así y no asá, sólo para darte cuenta de que en poco tiempo la tendencia vuelve a cambiar... entonces mentalízate. Mientras mejor podamos escuchar la sabiduría de nuestro propio cuerpo, menos estaremos a merced de los externos y contradictorios mensajes. Puedes estar vibrante, increíble y saludable, y además verte bien en esa ropa que tienes escondida en la parte de atrás de tu armario... sin que todas tus actividades se apilen de forma desordenada.

Navegando Por Tu Guía

La mayoría de los capítulos comienzan y finalizan con tres Nutri-Gotas. Las Nutri-Gotas representan la información clave para que te nutras y así obtengas más vitalidad. El repetir las Nutri-Gotas después de haber leído acerca de ellas te ayudará a absorber la información con menos esfuerzo.

A medida que navegues por tu Guía, los capítulos se relacionan unos con otros para crear un marco que te permitirá un éxito continuado, mucho después de que hayas terminado de leer este libro. Tu Guía también tiene un apéndice. El apéndice incluye consejos prácticos y aplicaciones para poner en práctica las 5 Bases Diarias, sobre las cuales aprenderás en el capítulo 3.

¿Cuántas Nutri-Gotas crees que necesitas para hacer una diferencia en tu camino hacia el bienestar a corto y a largo plazo? La respuesta es: sólo una. Si deseas integrar una sola Nutri-Gota a tu sistema operativo personal, experimentarás un cambio positivo en tu trayectoria hacia una vibrante vitalidad. Obtener bienestar y vitalidad vibrante, sin esfuerzo, se convertirá en tu nuevo punto de referencia. ¿Estás dispuesta a hacerlo?

Mi Propio Camino Hacia la Vitalidad Vibrante

Mi propio viaje hacia la Vitalidad Vibrante empezó por necesidad, para poder tener la energía que necesitaba para hacerme cargo (y disfrutar) de mi agitada vida. Al cumplir 32 años me encontré en una posición en la que nunca creí estar. Me estaba divorciando. Los primeros meses fueron difíciles, por no decir más. Además de todo lo que venía junto con ese cambio de vida tan importante, yo tenía que seguir adelante... tenía un hermoso y activo bebé, tenía mi trabajo, y estaba embarazada.

Necesitaba mantenerme sana para poder equilibrar el poder proveer para mis hijos y al mismo tiempo ser la excelente madre que ellos necesitaban y merecían. A través de ensayo y error, encontré que la energía proviene de muchas más fuentes, y no simplemente de lo que comemos y de cómo nos ejercitamos.

Con los años, he leído libros, asistido a clases y conferencias y obtenido certificaciones sobre la salud intestinal, la nutrición, el estado físico, la mente humana, filosofía, emociones, medicina energética y limites energéticos saludables.

Como madre soltera y trabajadora, necesitaba tomar lo que estaba aprendiendo y crear técnicas que se acomodaran alrededor de mi apretada agenda. Yo quería ser capaz de acomodar mi bienestar entre mi trabajo y los niños (y no adaptar mi trabajo y mis hijos alrededor de mi bienestar). Cuando creé métodos que me funcionaron, les pedí a mis amigos y colegas que ellos también los probaran. Con práctica y experiencia, refiné mis técnicas y las organicé dentro de este Esquema de Nutri-Gotas.

Me tomó muchos años crear esta metodología, pero me ha dado el regalo de disfrutar mi vida plenamente. Pasé de usar pura voluntad y adrenalina para alimentar mi ajetreada vida, a utilizar mis Nutri-Gotas y disfrutar el viaje. Transformarse de ocupada a vibrante y completa, hace un mundo de diferencia.

¿Cómo se ve mi vida completa?

Todavía me despierto temprano, para aprovechar bien todo mi día... pero ya no me despierta la alarma estridente, porque si no la ponía al máximo nivel, no la escucharía... AHORA, casi todos los días, me despierto fresca y lista para saltar de la cama y enfrentar el día.

Mis días todavía están muy llenos... pero AHORA, en vez de sentir que estoy dando **vueltas en la interminable rueda gigante de la vida,** disfruto cada fase de mi día.

Todavía, de vez en cuando, me abraza un deseo intenso que me hace subirme a mi auto y dirigirme a la tienda por un pedazo de chocolate... pero AHORA, suelo tomar una Nutri-Gota, y cuando lo hago, la sensación se disipa y puedo disfrutar de una relación más sana con el chocolate. *¿Cuál es tu antojo? ¿Dulce, salado, grasoso? ¿Algo más?*

Y tener más tiempo para disfrutar mi vida completa es algo maravilloso, porque se ha puesto aún más COMPLETA... el mensaje personal de esta historia es que ahora estoy casada con mi alma gemela. Aunque ahora ya no estoy haciendo todo esto sola, como antes, aún tengo una vida muy completa y aún utilizo mis Nutri-Gotas.

Crecimiento Exponencial

Hay varias maneras en las que podrías experimentar un crecimiento exponencial. Podrías oír algo que resuena profundamente contigo. En esos momentos experimentarás esa profunda comunicación, sin fricciones, sencilla, con tu sabiduría interior. Puedes sentir que es tan fácil, que no te lo crees mucho y te niegas a celebrar, pero esos momentos son dignos de celebrar. Te animo a que estés atenta a ellos, porque cuando reconoces esas conexiones profundas, tu camino hacia el bienestar se hace más sencillo.

OTRA manera en la que es posible que experimentes un crecimiento exponencial podría suceder en aquellos momentos llenos de fricción. Si lees algo que no resuena contigo, especialmente si te causa molestia, podrías haber descubierto un **obstáculo de bienestar**.

Cuando hay ruido entre tu sabiduría interior y tus pensamientos conscientes, no puedes experimentar toda la energía y la vitalidad que hay disponible para ti. A menudo ese ruido viene de tus reglas pre adquiridas que puedas tener acerca del bienestar, o acerca de comer o hacer ejercicio, o sobre cuánto tiempo es "apropiado" que le dediques a tu propio bienestar.

Podrías incluso no estar plenamente consciente de que tienes reglas pre adquiridas para ti misma.

Aprenderás a identificar esas reglas y te darás cuenta de si están promoviendo tu bienestar o inhibiéndote de alcanzar tus objetivos. Si experimentas molestia, una respuesta humana normal será querer deshacerse del malestar. Cuando esto sucede, existe la posibilidad que en lugar de que tu primera reacción sea "¡Siii! ¡he descubierto un obstáculo de bienestar!", te enfoques en buscar externamente.

En su muy humano el deseo de retirar el malestar, puede que incluso te enojes conmigo. Esa sería una respuesta inicial natural. Al llegar a conocerme, a través de algunas de mis historias personales, podrás notar con mayor facilidad si esto te está sucediendo a ti, y podrás utilizarlo como un recordatorio, para buscar más respuestas dentro de ti.

Descubriendo los Obstáculos de Bienestar

En esos momentos llenos de fricción, considera tomar una respiración profunda y pregúntate lo que realmente podría estar sucediendo. Puede ser que tengas una regla de bienestar en la que hayas creído durante tanto tiempo, que ahora ya no te permite ver que no tiene sentido que la mantengas.

Cuando lleves la discusión a tu mente consciente, podrás tomar las decisiones que hagan más sentido para ti por tu propia cuenta. Podrías optar por modificar o actualizar la regla, o podrías optar por mantener la regla tal y como está. De cualquier manera, el crecimiento viene cuando tomas decisiones claras acerca de las reglas que mantengas, para que no limiten tu capacidad de escuchar la sabiduría interior de tu cuerpo.

A lo largo de esta Guía, aprenderás consejos y herramientas que te facilitarán el escuchar más claramente a esa sabiduría.

Capítulo Dos
Tu Destino: El Bienestar

Este capítulo establece las bases para nuestro viaje al bienestar. Las tres Nutri-Gotas son:

Nutri-Gota Uno: Conoce Cuál es tu Verdadero Norte
Nutri-Gota Dos: ¿Por qué…?
Nutri-Gota Tres: Recuérdalo con Frecuencia

Nutri-Gota Uno: Conoce Cuál es tu Verdadero Norte

¿Qué es un Verdadero Norte?

El Verdadero Norte es un concepto que tomé prestado de la lectura de una brújula. Viene desde el tiempo en el que era parte del cuerpo de paz, en los años 90. Mucho antes de que existieran los teléfonos celulares y los sistemas GPS. Yo usaba un mapa topográfico y una brújula para recorrer las montañas, visitando las aldeas donde trabajaba.

Si sabía dónde estaba el norte, siempre podía llegar a donde iba, incluso si zigzagueaba en el camino. Sabía a dónde iba porque conocía la dirección en la que debía caminar. Esa es la primera Nutri-Gota. Es conocer la dirección general a donde estamos yendo, y luego honrarnos a nosotros mismos y a nuestra **humanidad** y zigzaguear en la dirección en la que queremos ir en nuestro viaje al bienestar.

Si estás leyendo tu Guía por primera vez, o si estás haciéndolo por 2 °, 3 ° o más, siempre es importante comenzar con tu verdadero norte. A diferencia de la brújula, que es un tanto estática ya que el norte en la brújula es una dirección ya definida... tu verdadero norte evolucionará a medida que tú lo haces. Nuestro camino al bienestar cambia y evoluciona a medida que aprendemos más, y a medida que entramos en diferentes etapas de la vida. Cada vez que leas la Guía, empieza por crear tu verdadero norte.

Para encontrar el verdadero norte, haz una larga respiración profunda. Mientras haces esta respiración profunda, inhala por la nariz, sostén brevemente y suelta el aire por tu boca. Idealmente, tu exhalación (respiración hacia afuera) deberá ser más larga que tu inhalación (respiración hacia adentro). Mientras que estás inhalando, puedes pensar en cómo el oxígeno alimenta tus células. Cuando exhales, suelta todo lo que no te sirve, mientras te preparas para hacer tu ejercicio de verdadero norte. Si deseas hacerlo, respira ahora mismo. * Respira* ... ¿lista para sumergirte en el ejercicio?

El Ejercicio del Verdadero Norte
Preparación

Haz una respiración profunda y completa. Puedes hacer este ejercicio pensando para ti misma, hablándote en voz alta o escribiendo tus respuestas... lo que funcione mejor para ti en este momento

Instrucciones Para el Ejercicio

Para aprovechar los beneficios de este ejercicio al máximo, intenta hacer a un lado tu curiosidad y contesta cada pregunta antes de leer la siguiente. Aun si te adelantas podrás beneficiarte del ejercicio, pero si eres capaz de responder cada pregunta en su momento, experimentarás su máximo beneficio.

Pregunta 1

¿Por qué estoy iniciando este camino al bienestar en este momento de mi vida?

_____

_____

Pregunta 2

Por favor contesta esa misma pregunta otra vez. "¿Por qué estoy iniciando este camino al bienestar en este momento de mi vida?". Antes de que contestes la pregunta otra vez, lee tu primera respuesta y luego pregúntate si esa es la razón completa. Pregúntate si hay algo más que quieras, pero que estás evitando decir o incluso pensar.

Pregunta 3

¿Tus respuestas variaron entre la pregunta 1 y la 2? No importa si tu respuesta es sí o no, de todas formas, es aceptable. Lo pregunto porque es un dato importante para ti. A lo largo de este libro vas a buscar datos acerca de ti misma constantemente. Idealmente, en el proceso de aprender más sobre ti misma, también aprenderás a ver y a aceptar todos los matices de tu humanidad, y aprovecharás el poder de esa conciencia que adquieras de ti misma. ¿Fue diferente tu respuesta entre la pregunta 1 y la pregunta 2

Pregunta 4

¿Cuáles son siete cosas que están muy bien en tu vida ahora mismo? Si te quedas atascada, comienza con lo básico, como el acceso al aire fresco y agua limpia para beber (por lo menos, espero que tengas acceso al aire fresco y al agua potable).

Pregunta 5

Enumera tantas cosas como puedas de las que te sientas agradecida. Si deseas, programa un temporizador y mide cuántas cosas puedes poner en dos minutos.

¿De qué te sientes agradecida?

Pregunta 6

¿A qué te estás conformando? Si eres una persona optimista, eso es fantástico, y lo más probable es que te sirva mucho en la mayoría de las situaciones. Sin embargo, hay momentos específicos, como ahora, en los que puedes permitirte un examen a consciencia, en el cual reconozcas qué cosas en tu vida no son o no están cómo te gustaría que estuviesen o fuesen. ¿Con qué cosas estás inconforme? ¿Qué estás escondiendo?

Haz una lista. Bucea en ella. No te preocupes, no dejaré que te quedes sintiéndote incómoda y enfocada en lo que no te tiene conforme. Pero por ahora, mientras estás respondiendo la pregunta 6, realmente profundiza en ello. Piensa en todos los lugares que tu vida que no están exactamente como quisieras que estuvieran, especialmente en términos de tu bienestar. Si algo más surge mientras estás haciendo este ejercicio, permite también esos pensamientos.

¿Qué te tiene inconforme en este momento?

Pregunta 7

Tómate un poco de tiempo para pensar en cada elemento de la lista que acabas de hacer, en la pregunta 6. A medida que repases cada elemento, consulta con tu sabiduría interior si es algo que necesitas abordar en este momento.

Si estás escribiendo tus respuestas, circula aquellas en las que vas a concentrarte y traza una línea simple sobre aquellos en los que no te vas a concentrar este momento. Escribe en la parte superior de una hoja en limpio, una, dos o tres cosas con las que realmente no estés conforme y sepas que debes abordar ahora mismo.

Pregunta 8

Ahora que te has dado cuenta de que te estás conformando con algunas cosas, ¿cómo te sientes? ¿Te sientes motivada para hacer algo diferente en tu vida? ¿Qué ideas has recogido hasta ahora, mientras hiciste este ejercicio?

Pregunta 9

¿Qué más podrías ganar al embarcarte en este viaje al bienestar en este momento? ¿Por qué es esto importante para ti?

Pregunta 10

¿En qué forma ha evolucionado el "por qué" que escribiste en la pregunta 1 durante este ejercicio (si es que ha evolucionado)? ¿Aprendiste algo sobre ti misma cuando te hiciste la misma pregunta más de una vez?

El Paso Final en tu Ejercicio del Verdadero Norte...

Por favor, tómate un momento para pensar en las listas de las preguntas 4 y 5, donde te concentraste en todo lo que va bien en tu vida y todo por lo que estás agradecida. (O vuelve a leer tu respuesta a esas preguntas, si las escribiste).

Tómate un momento para realmente absorber tus pensamientos y alegrías, y deja que todas las células de su cuerpo se nutran con ellas. Mientras nutres las células con estos pensamientos, considera tomar otra gran respiración, y al exhalar, exhala todo lo que está listo para ser expelido mientras te embarcas en tu camino, hacia tu verdadero norte.

Ahora que has tenido la oportunidad de ver realmente tu vida, y por qué estás aquí en este momento, es hora de pensar en tu DECLARACIÓN DEL VERDADERO NORTE para este viaje de bienestar. Tu declaración de verdadero norte comienza así: "Estoy embarcando en este camino de bienestar, en este momento en mi vida, porque... "

¿Cuál es tu respuesta? ¿Por qué estás tomando este camino hacia tu bienestar en este momento de tu vida?

25

¡Felicitaciones por definir tu verdadero norte! A medida que continúes en tu camino al bienestar, recuérdate a ti mismo con regularidad a dónde vas. Y ahora, vamos a hablar de por qué vamos allí.

Nutri-Gota Dos: ¿Por qué...?

Es muy probable que, a partir del ejercicio del verdadero norte que acabas de hacer, tengas muchos pensamientos e ideas acerca de por qué tu declaración el verdadero norte es lo que es. Con esos pensamientos en la parte superior de tu mente, estamos bien preparados para sumergirnos en la Nutri-Gota dos.

Hay razones por las cuales te sientes motivada y obligada a avanzar en tu camino hacia el bienestar en este momento. ¿Cuáles son esas razones? ¿Qué son esas razones? Entiende bien por qué estás haciendo esto. Es importante saberlo, porque a medida que avanzas a través de la Guía, la vida continuará, y habrá asuntos que tendrás que enfrentar.

Ya estás ocupada, y hay muchas otras cosas que evitarán que le des prioridad a su propio bienestar. Si no tienes claro por qué estás invirtiendo esta vez en ti misma, esas otras cosas capturarán tu atención haciendo que te olvides de TI durante un buen rato.

Lo que no quiero que suceda es que te distraigas de recordarlo hasta que no te sientas bien.

A veces, si nuestro cuerpo no obtiene nuestra atención cuando estamos bien, obtendrá la atención de cualquier manera que sea necesario. Podría ser que nos diera un resfriado, o algo peor, así que concentrémonos en estar bien.

No siempre es culpa nuestra si nos enfermamos, así que, por favor, no añadan el sentimiento de culpa a su lista si terminan enfermándose. Sin embargo, a veces el enfermarse es prevenible. Ahora vamos a concentrarnos en nuestro bienestar y vamos a recordar por qué lo hicimos. ¿Por qué es esto una prioridad para ti en este momento? ¿Por qué vas a darle prioridad a tu bienestar ahora mismo? ¿Por qué estás haciendo esto?

Me gustaría animarte a escribir tu respuesta, para que puedas revisarla en cualquier momento. ¿Por qué vas a darle prioridad a tu bienestar en este momento?

Nutri-Gota Tres:
Recuérdalo Con Frecuencia

La Nutri-Gota tres, es recordarlo con frecuencia. Ahora, mientras está fresco en tu mente, repite tu verdadero norte a ti misma y recuérdate por qué lo sigues. ¿Cuál es tu verdadero norte, y por qué lo sigues?

Si puedes, recuérdatelo cada día o cada semana, o cada vez que te cepillas los dientes. El verdadero norte se hace más poderoso cuando lo repites a menudo. Por ejemplo, puedes adherirlo a tu cepillada de dientes. Esta opción viene con dos beneficios. Uno, será más fácil recordar que lo hagas, porque está atado a una costumbre ya existente. Y dos, probablemente estarás delante de un espejo. Puedes pensar para ti misma mientras te ves, o puedes incluso decirlo, en voz alta o para ti misma. Absórbelo con cuerpo y mente, para que sepas a dónde vas en este camino de bienestar, y por qué vas hacia allí.

Revisión de Nutri-Gotas

Reforcemos las tres Nutri-Gotas de éste capítulo:

Nutri-Gota Uno: Conoce Cuál es tu Verdadero Norte

Nutri-Gota Dos: ¿Por qué…?

Nutri-Gota Tres: Recuérdalo con Frecuencia

Datos Claves Para Recordar

Tu Destino: El Bienestar

Al cerrar el Capítulo Dos: Tu Destino: El Bienestar, vamos a resumir lo que acabas de leer. Leer el Resumen de lo que has aprendido, te ayudará, a largo plazo, a alcanzar tus objetivos.

Nutri-Gota Uno: Conoce Cuál es tu Verdadero Norte

- Estoy embarcando en este camino al bienestar en este momento en mi vida porque...

Nutri-Gota Dos: ¿Por qué...?

- El tener clara mi motivación me impulsará a ir hacia adelante.
- Saber por qué, me mantendrá fuerte durante mi exitoso camino.

Nutri-Gota Tres: Recuérdalo con Frecuencia

- Mi Verdadero Norte se hace más poderoso cuando lo repito con frecuencia.
- Me recordaré a mí misma mi Verdadero Norte cada vez que _____

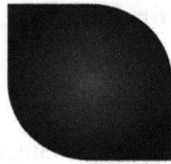

Capítulo Tres

Las 5 Bases Diarias

Con nuestro Verdadero Norte fresco en nuestra mente, vamos a hablar de Las 5 Bases Diarias. Divergiremos del formato de las Nutri-Gotas sólo durante este capítulo. Este capítulo es más táctico que el resto de la Guía. Si deseas agilizar tu lectura, salta hacia adelante, al *Capítulo Cuatro: Es Importante Cómo Comemos*.

Potentes Técnicas que Estimulan la Vitalidad

He sintetizado algunas potentes rutinas de esta Guía en estos 5 conceptos básicos diarios. En este capítulo, voy a introducir Las 5 Bases Diarias. Encontrarás consejos y aplicaciones prácticas de los fundamentos de Las 5 Bases Diarias, en el apéndice de este libro.

Las 5 Bases Diarias
1. Aliento
2. Hidratación
3. Honrando la zona de la digestión
4. Armonizando el flujo de tu energía
5. Descanso y Reparación

¿Cómo vamos a recordar estas cinco cosas ya que son tan importantes? La respuesta es: Creando un acróstico para nosotras mismas. Para que sean más fáciles de recordar, piensa en esto: Cuando sigues estas 5 bases diarias, serás como un R-A-D-A-R de cosas buenas y maravillosas. Un R-A-D-A-R.... ¡sí!

Lo que hacemos para nuestro propio bienestar, es importante. Hace una diferencia en nuestras vidas y en las de las personas que nos rodean. Atraemos cosas agradables y buenas a nuestras vidas, y, por lo tanto, aquellos que están a nuestro alrededor se ven beneficiados de ello.

R: Respiración, aire, oxígeno inspirar

A: Agua, hidratación tomar beber ingerir

D: Digestión, comer, alimentarnos. Respetar la zona de digestión.

A: Armonizar nuestro flujo de energía.

R: Reposo, rejuvenecimiento, reparación y descanso.

Hablemos de cada una de estas cosas, empezando por la R.

R: Respiración, aire, oxígeno inspirar

Tomar una profunda respiración que nutra nuestras células, es una herramienta increíblemente poderosa para tu bienestar. Además de ser eficaz, tomar una respiración profunda ofrece un excelente **retorno a tu inversión de tiempo**.

A: Agua, hidratación, tomar agua y mantenerse hidratada

La A es para el agua. La segunda de las 5 Bases Diarias es la hidratación. Para tener una salud óptima, es importante que lo que estamos comiendo sea asimilado o eliminado. La correcta hidratación ayuda a ambos procesos.

D: La D es para digestión. Se trata de honrar la zona de la digestión

La zona de digestión es el término que acuñé para ese sagrado momento cuando nuestros cuerpos están convirtiendo la comida en combustible. Una vez que comemos, la comida viaja a través del tracto digestivo para ser descompuesta químicamente y convertida en energía.

¿Qué crees que sucede cuando añadimos más alimentos sobre los alimentos que aún se encuentran sin digerir? No es una imagen visualmente atractiva, pero muchos de nosotros añadimos más alimentos antes de terminar de digerir lo que ya comimos. Otra forma de verlo es esta... es como cuando tienes la ropa en la secadora y ya está casi seca. Hace sentido que dejemos que termine de secarse antes de añadir otro montón de ropa mojada, ¿no crees?

33

A: A de armonía, para armonizar nuestro flujo de energía

La segunada A es para armonía. Al comenzar a hablar de las corrientes de energía que hay en nuestro cuerpo, quiero que sepas que esto no es ciencia loca.

Estudios de reconocidas universidades e institutos, incluyendo la Universidad de Stanford y el Instituto Heart Math Institute, están demostrando que nuestros cuerpos tienen corrientes de energía, y esas corrientes afectan nuestro bienestar general.

Una de las técnicas que uso para alcanzar mi bienestar, es una rutina de energía de 3 minutos que he incluido en el apéndice. Cuando experimentamos el estrés moderno, si no le comunicamos a nuestro cuerpo que estamos seguras y bien, nuestros cuerpos se esforzarán en protegernos. Una de las maneras en que lo hacen es re-direccionando las funciones "no esenciales". Si tuvieras que huir de un oso hambriento, la digestión y el metabolismo no serían esenciales. **La Rutina de 3 Minutos** es una manera rápida de comunicarle a nuestros cuerpos que lo que estamos experimentando es estrés moderno, y no el estrés de estar huyendo de un oso hambriento.

R: La segunda R es para reposo y rejuvenecimiento

Siempre que sea posible, obtén suficiente descanso y reposo. Algunas fuentes dicen que puedes vivir más tiempo sin agua, que sin sueño. Es interesante pensar que el sueño es así de importante.

Revisión de las Bases Diarias

Repitamos las 5 Bases Diarias para que no se nos olviden.

- La R de respiración nos recuerda a alimentar nuestros cuerpos con respiraciones profundas que nutran nuestras células y eliminen nuestro estrés.
- La A es de agua, y nos recuerda que debemos mantenernos hidratadas.
- La D nos recuerda que honremos la zona de la digestión.
- La segunda A nos recuerda que armonicemos nuestro flujo energético.
- La segunda R nos recuerda que valoremos el regalo regenerativo que nos ofrece el descanso

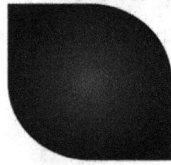

Capítulo Cuatro
Es Importante Cómo Comemos

Mucho antes de que lleguemos al momento en el que cotidianamente elegimos qué comer, ya hemos iniciado todo un proceso.

Nutri-Gota Uno: Nuestras Opciones: Meta Alimentos
Nutri-Gota Dos: Estar Presentes Durante Nuestras Comidas
Nutri-Gota Tres: Los Rituales Para Después de la Comida

Nutri-Gota Uno
Nuestras Opciones: *Meta* Alimentos

¿Por qué una perspectiva *meta*? Porque así podemos ganar una perspectiva añadida sobre lo que sucede antes de llegar al momento en el que estamos dispuestas a tomar decisiones acerca de qué comer.

Para explorar la Nutri-Gota Uno, puede ser de ayuda que tomes tu linterna (tu linterna imaginaria), porque vamos a verter luz sobre algunas de las reglas que tenemos respecto a la toma de decisiones cuando comemos, para que podamos evaluar y decidir qué reglas realmente queremos conservar.

Tener reglas en nuestro subconsciente, y tener la capacidad de filtrarlas, es una característica muy útil de nuestras mentes. Si lo piensas bien, es realmente increíble. Si tuviésemos que tomar cada decisión de forma individual, sin ningún filtro y sin reglas, no podríamos hacer todo lo que hacemos actualmente.

Aquí tienen un ejemplo

Tómate un momento para pensar cuidadosamente cuántas imágenes perciben nuestros ojos, y, sin embargo, ellos saben en qué concentrarse. Piensa en eso. El reto es, o quizás debería decir lo increíble es que... estamos constantemente creciendo y expandiendo nuestros puntos de vista.

Sabemos más ahora que cuando éramos niños. Sabemos más ahora que el año pasado. Y, sin embargo, todos tenemos algunos filtros, algunas reglas, algunos reflejos automáticos de toma de decisiones que hemos decidido adoptar (o que alguien nos enseñó) cuando éramos más jóvenes.

En ocasiones es útil verter una luz sobre esas reglas y asegurarse de que todavía aplican. Podrás encontrar que hay algunas reglas que te gustan y otras que podrías reconsiderar. ¿Estás lista para apuntar tu linterna hacia tu interior?

El Safari de la Vida

Vamos a ir en una aventura tipo Safari. Pero esta será una de exploración personal. La dirección a la que nos dirigimos está escrita en nuestro Verdadero Norte, y el único "peligro" que enfrentaremos es el peligro de *no tomar* el viaje.

Nuestras versiones más jóvenes estaban haciendo lo mejor que podían con la información que tenían en aquel momento. Si ahora sabemos más, entonces podemos ofrecer amor y aprecio a nuestras versiones más jóvenes por habernos traído al lugar en el que estamos ahora. También podemos reconocer que hemos adquirido cierta sabiduría en el camino, lo que significa que es útil evaluar algunos de los filtros que hemos fijado para nosotros mismos.

¿Cómo podemos empezar a encontrar nuestras reglas ascendentes?

Vamos a empezar por darnos cuenta de tus recientes elecciones alimenticias. Al leer a través de estas preguntas, piensa en lo que has comido en los últimos días.

Fíjate cuáles de estas preguntas se aplican a ti:

1. ¿Estabas comiendo para nutrirte?
2. ¿Era para olvidar tu estrés? Y si lo era, ¿qué origina el estrés?
3. ¿Comías por seguir las costumbres familiares? Por ejemplo, ¿comes hasta que necesitas desabrochar tus pantalones en los cumpleaños? ¿O durante cualquier tradición familiar que incluya alimentos?
4. ¿Comes porque estás aburrida? ¿Para satisfacer un placer? Y si estás comiendo para entretenerte o para satisfacer un placer en vez de por hambre, ¿cuánto resulta ser 'suficiente placer' para que te sientas saciada y llena?
5. ¿Comes para llenar un vacío?
6. ¿Para demorar algo que tienes que hacer?
7. ¿Comes para demostrar que eres una buena chica y que te terminas todo lo que hay en tu plato? O, ¿tal vez eres una niña buena y valiente que gusta de probar cosas nuevas?

8. ¿Para sentirte conectada? ¿Conectada a la memoria de comer ese alimento en algún momento de tu pasado? ¿Conectada a ti misma? ¿Conectada con la comida que está el otro extremo del tenedor o cuchara?

Responde a las preguntas que resuenen contigo y luego da un paso más. Hazte una pregunta complementaria a tu respuesta... por ejemplo, si contestaste que comías para calmar tu estrés, y dices que una fecha de entrega de algún proyecto desencadenó el estrés, la siguiente pregunta sería "¿Qué significaría para mí no cumplir con el plazo requerido en el proyecto?" Hazte por lo menos tres preguntas de seguimiento, porque mientras más sigas preguntando, más profundo llegarás.

Presta atención a lo que surge, porque el que no veas esos sentimientos más profundos, no significa que no los sientas. Tu subconsciente los está sintiendo, por lo que bien podrías ponerlos bajo la luz, para que puedas hacer elecciones conscientes.

Monstruos en el Pasillo

Cuando yo era pequeña, mi papá roncaba, pero yo no lo sabía. Pensaba que había monstruos y fantasmas en los pasillos entre mi habitación y la habitación de mis padres. Cuando oía los monstruosos sonidos que llegaban desde el pasillo, lo que hacía era taparme con la ropa de la cama de tal manera que solamente mi nariz salía de entre las cobijas. Por alguna razón, pensaba que, si cubría el resto de mi cuerpo, incluyendo mi cabello, los monstruos no verían mi rostro a pesar de que mi nariz sobresalía, lo que significaba que podía ver hacia fuera de mi escudo de cobijas para estar segura de que no se acercaran.

No ver los sentimientos más profundos es el equivalente adulto de ocultarse de los monstruos debajo de una frazada. Por el contrario, cuando te permites reconocer qué es lo que realmente no quieres sentir, puedes darte cuenta que, después de todo, no son monstruos. Apuntar hacia ellos con la linterna puede mostrarte lo que realmente son.

Puede ser que te de miedo mirar, pero es probable que, de esa manera, encuentres que tienes una mejor solución, al permitir que ese pensamiento entre en tu mente consciente para que lo explores.

¿Hay algo que te suene familiar hasta ahora? ¿Has descubierto alguno de tus procesos inconscientes de toma de decisiones? Vamos a respirar y a dejar que esos pensamientos comiencen a iluminarse con nuestra linterna. Al inhalar, respira oxígeno para que nutra tus células. También puedes respirar imaginándote que inhalas luz, para que puedas ver más claramente. Al exhalar, hazlo por completo. En la exhalación, piensa que estás liberando las normas antiguas que ya no tienen sentido.

¿A veces alimentas a tu cuerpo con nutrientes que no son de la mejor calidad?

Cuando llenas el tanque de tu auto, ¿eliges alguna vez agua de la coladera en lugar de gasolina? ¿Alguna vez has seguido vertiendo el combustible después de que está lleno, dejando que se derrame por el piso? Supongo que, no sólo tu respuesta ha sido negativa, sino que además no conoces a ninguna otra persona que haga eso con su auto.

¿Y qué hay de nuestros hermosos y maravillosos vehículos humanos? ¿Alguna vez has llenado en exceso el cuerpo? ¿Siempre eliges el combustible regular? Debido a que eres un ser humano, ya sé cuál es tu respuesta.

La Nutri-Gota Uno nos ayuda a realizar ese comportamiento en menos tiempo. Cuando nos fijamos en cómo comemos desde una perspectiva *meta*, llegamos a ser más conscientes de cuándo y por qué tenemos esos comportamientos, por lo que podemos estar más conscientes de nuestras opciones más a menudo. ¿Te suena razonable y lleno de amor hacia tu cuerpo? Si es así, puedes declarar tus intenciones al leer esto en voz alta:

Decido estar más consciente de cuándo y cómo estoy teniendo este comportamiento de llenar mi tanque en exceso, y decido ser más consciente de cuándo y cómo tomo la elección de escojer el combustible de calidad regular.

Prestaré atención, con mi mente consciente, para poder ver más de mis reglas y poder tomar las decisiones que deseo para nutrir a mi cuerpo de manera adecuada.

La clave para la Nutri-Gota Uno es simplemente empezar a notar estas cosas. Una vez que eliges estar más consciente de cuándo y cómo haces tú elección de alimentos, empiezas a prestar atención con tu mente consciente más a menudo, para ver de esta manera más de tus reglas. Cuando somos lo suficientemente curiosas y dirigimos nuestras linternas hacia el interior, podemos empezar a tomar las decisiones A VOLUNTAD, sobre la adecuada alimentación de nuestros cuerpos.

Nutri-Gota Dos
Estar Presentes Durante Nuestras Comidas

Con las prisas del día, no siempre tenemos tiempo para detenernos y estar presentes cuando comemos.

¿Qué es más productivo?

- Respuesta A: Hacer muchas cosas a la vez, por ejemplo, leer los correos mientras comemos.
- Respuesta B: Sentarnos y estar presentes, concentrándonos en los alimentos que estamos ingiriendo.

Siendo Eficientes

¿Qué vino a tu mente cuando te pregunté qué era lo más productivo? ¿Estabas pensando en las cosas que tenías que hacer?

¿O estabas pensando en la eficiencia de sus sistemas corporales que necesitan convertir el alimento que estás ingiriendo en combustible, para alimentar a tu cerebro y a tu cuerpo?

Nuestros cuerpos ponen mucho esfuerzo en convertir los alimentos que ingerimos en combustible. La digestión es un proceso mecánico y químico que incluye a los dientes, saliva, enzimas digestivas y cerca de treinta pies de tubería interna.

Al detenernos para estar presentes mientras comemos, estamos apoyando a nuestros cuerpos en el proceso digestivo. ¿Estás dispuesta a darle prioridad a ese tipo de actividad?

Si lo piensas bien, cuando nuestros cuerpos están siendo eficientes en el proceso de digestión, nosotros tendremos la energía que necesitamos para hacer las cosas que queremos hacer después de la comida.

El Bajón de Energía de las 3PM

¿Alguna vez experimentaste un bajón de energía por la tarde y sentiste que "necesitabas" algo para animarte? Si es así, observa qué está sucediendo. Observa lo que comiste ese día. FÍJATE si estás masticando bien. La razón por la que nos estamos fijando es porque así podemos darnos cuenta de que nuestra "productividad" realmente podría provenir de NO hacer varias cosas mientras comemos.

A veces no es posible detenerse, existe una razón por la que estamos ocupadas... tenemos muchas actividades en nuestras vidas. Sin embargo, habrá momentos o comidas a las que puedas aplicar esto. Y cuando lo hagas, nota el efecto. Nota si obtienes una inyección de energía a cambio de tu inversión de tiempo.

Nuestra productividad y posterior impulso de energía pueden venir, realmente, de algunos momentos tranquilos en los que podamos sentarnos, estar presentes con nuestros alimentos, darnos cuenta de lo que estamos comiendo.

Honrar el hecho de que estamos alimentando nuestro cuerpo, masticar, masticar, masticar y enfocar nuestra atención en el alimento que está a punto de ingresar en nuestros cuerpos, y que vamos a asimilar esos alimentos para transformarlos en nutrientes.

Antes de ir más lejos con esta Nutri-Gota, quiero que sepas que el objetivo no es la perfección. El objetivo es la sensibilización y la toma de decisiones conscientes. Vitalidad Vibrante no se trata de perseguir una "perfección" inalcanzable en todas nuestras elecciones. Se trata de tomar decisiones que sean amorosas y cariñosas para con nuestro cuerpo la mayoría de las veces. ¿Esto te hace sentido?

Masticar

Vamos a hablar un poco más sobre la masticación. La masticación es importante porque es el inicio de la mecánica y del proceso químico de la digestión. Masticar despedaza tu comida del bocado que pones en tu boca, a partículas más pequeñas que pueden ser digeridas más fácilmente. Si una de las razones por las que comemos es para nutrirnos, entonces tiene sentido que queramos darle a nuestro cuerpo la mejor oportunidad de absorber el combustible.

Además de iniciar el proceso mecánico de separación de comida, la masticación tiene un papel en el proceso químico. Mientras masticamos, estamos enviando señales al resto de nuestro aparato digestivo para que se prepare para la digestión. ADEMÁS, la saliva contiene enzimas digestivas, lo que significa que cuanto más mastiques, más tiempo tienen las enzimas para empezar a romper los alimentos que estás comiendo. ¿No es increíble darnos cuenta de todas maneras en las que nuestros cuerpos hacen equipo con nosotros cada día? ¡Gracias cuerpo!

Otro consejo útil para la masticación es pensar de vez en cuando sobre su resultado. Recuerda que estás apoyando a tu cuerpo para convertir los alimentos en combustible. Cuando nos salimos de nuestro modo de piloto automático y prestamos atención a detalles como el por qué estamos masticando, es más fácil apreciar (y quizás incluso disfrutar) el proceso.

¿En dónde está tu mente cuando comes?

Otra forma de honrar esta segunda Nutri-Gota es estar mentalmente presente en las comidas. Una manera de hacer esto es comer en una mesa. Otra posibilidad es tomarse un momento para respirar antes de empezar la comida. El simple hecho de tomar una respiración completa y profunda puede darnos la oportunidad de 'despertar' de los muchos pensamientos que están dando vueltas en nuestra cabeza y recordar que estamos a punto de sentarnos y comer.

Gratitud

La tercera forma en la que podemos invitamos a estar presentes en nuestras comidas es la gratitud. Hay artículos de investigación sobre el tema de la gratitud. Hay puntos de vista religiosos sobre el tema de la gratitud, y hay estudios científicos sobre los beneficios de la gratitud.

Si te resulta cómodo, tómate un momento cuando te sientes a comer y piensa sobre todo aquello por lo que estás agradecida. Esos pensamientos de gratitud pueden ayudar en tu transición de las demás partes de su día hacia la comida y en el estar presente.

Detengámonos un momento, ahora mismo, mientras estamos pensando acerca de la gratitud, para llenarnos tanto de ella que hasta la desbordemos. ¿En qué pensamientos necesitarías concentrarte para llenarte de gratitud? Permite que las cosas que te hacen sentir agradecida llenen tu mente.

¿Qué más te llena de gratitud?

- ¿Qué cinco pequeñas cosas te llenan de gratitud?
- ¿Qué cinco grandes cosas te llenan de gratitud?
- ¿Qué cosas que pueden parecerte casuales y poco importantes te llenan de gratitud?

Nutri-Gota Tres
Rituales Para Después de la Comida

¿Te ha pasado alguna vez que terminas de comer y sigues mordisqueando algún alimento? ¿Te ocurrió después del desayuno? ¿Después de la cena? ¿En cada comida? ¿Sólo en ciertas comidas? ¿Bajo determinadas circunstancias? ¿Cuándo es fácil terminar de comer y que te sientas completamente satisfecha y cuándo no es tan fácil?

Si sigues comiendo después de comer, ¿qué estás comiendo (o bebiendo)? ¿Estás mordisqueando un postre o estás mordisqueando el resto de los alimentos que quedaron en la olla o en los envases sobrantes?

¿Tienes algún hábito? Como, por ejemplo, cuando haces algo en especial y luego comes algo en especial. ¿Qué es lo que haces? ¿Qué es lo que comes? Aquí hay un par de ejemplos comunes para que te sea más fácil notar si tienes cualquier tipo de ritual automático: Cuando ves algún programa después de la cena, te preparas unas palomitas; al terminar de lavar los platos, te bebes una copa de vino o un vaso de refresco; después de meter a los niños en la cama, te comes una galleta.

¿Dejas de comer después de las comidas? Y si es así, ¿es esto fácil para ti? Si lo es, ¡festéjalo! Puedes no darte cuenta, pero estás entre la minoría y puedes decirte a ti misma "Soy Genial". Si no dejas de hacerlo, o lo haces, pero te cuesta mucho esfuerzo, también está bien. También puedes tomarte un momento para decirte a ti misma "Soy Genial". Eres genial porque te preocupas por tu bienestar lo suficiente como para leer esta Nutri-Gota.

¿Estarías dispuesta a crear un nuevo ritual después de la comida? ¿Uno en el que tengas que dejar de comer cuando la comida termine? ¿Uno que rinda homenaje a tu zona de digestión? Si sientes que esto es demasiado restrictivo, ¿estarías dispuesta a crear un nuevo ritual después de la comida que podrías implementar por lo menos algunas veces?

Esta tercera Nutri-Gota es muy directa. Directo no siempre significa sencillo, y reconozco que esto puede tomar algo de práctica. También reconozco que esta sugerencia puede chocar contra algunos de tus rituales existentes. Percatémonos de esto en caso de que apareciera alguna fricción mientras estamos discutiendo este ritual para después de la comida, o el cómo vas a aplicarlo, para que entonces podamos decir: "¡Si, claro! Esta es una oportunidad para ver una de mis reglas de comida... una oportunidad para ponerme mi sombrero de safari y apuntar mi linterna hacia ese rincón y ver qué es lo que significa para mi realmente.

Pasos para Crear tu Ritual Para Después de la Comida

¿Estás lista para crear un ritual para después de la comida, de forma determinada y consciente? El primer paso es que te des cuenta de cuando hayas terminado de comer. Puedes incluso decirlo en voz alta. Por ejemplo: "Ya terminé de comer", o "Que todo lo que he comido se convierta en salud y armonía dentro de mí". ¿Cómo querrías recordarte a ti misma que terminó tu hora de comer?

El segundo paso es entrar conscientemente en la zona de digestión. El tercer y último paso es hacer algo para indicarle a todas las partes de tu mente que has terminado de comer. Una posibilidad es ir a cepillarse los dientes.

Eso es todo, tres simples pasos:
1. Darte cuenta
2. Entrar a la zona de digestión, estando consciente de ello
3. Realizar una acción para que el cuerpo y la mente se den por enterados de que el proceso ha terminado.

Una vez tengas un ritual para después de la comida, ¿significa que tienes que hacerlo todo el tiempo? Como todas las demás Nutri-Gotas que estás aprendiendo aquí, estas son herramientas, y puedes utilizarlas en tu camino al bienestar como mejor te parezca. Mientras profundizamos y mejoramos la conexión con nuestra sabiduría interior, podemos mirar hacia adentro y saber con más claridad qué es lo mejor.

Si todavía tienes cierto margen para ser más cariñosa contigo misma, aceptando todas tus facetas, estás de suerte. Vamos a estar haciendo algunos ejercicios en el siguiente capítulo para apoyarnos a través de este camino.

Revisión de las Nutri-Gotas

Al cerrar este capítulo, vamos a hacer lo que hacemos siempre, que es recordar las tres Nutri-Gotas.

Nutri-Gota Uno: Nuestras Opciones Meta Alimentos
Nutri-Gota Dos: Estar Presentes Durante Nuestras Comidas
Nutri-Gota Tres: Los Rituales Para Después de la Comida

Datos Claves Para Recordar

Es Importante Cómo Comemos

Nutri-Gota Uno:

Nuestras Opciones: *Meta* **Alimentos**

- Agradezco a la versión más joven de mi misma por traerme hasta este momento, Y agradezco la experiencia de vida que he tenido desde entonces, y que me ha dado aún más sabiduría y perspectiva.
- Evalúo y decido si mis reglas sobre los alimentos son buenas para mí en este momento.
- Hago decisiones a conciencia para mantener o cambiar las reglas y los filtros que tengo para mí misma.

Nutri-Gota Dos:

Estar Presentes Durante Nuestras Comidas

- Cuando piense en ser productiva con mi hora de la comida, pensaré en lo productivo que será mi cuerpo al convertir los alimentos en combustible para alimentar mi cerebro y mi cuerpo.
- Cuando practique el Estar Presente durante mis comidas, estaré apoyando mi proceso digestivo.
- El masticar, mis pensamientos, y la gratitud, pueden ayudarme a estar más presente durante mis comidas.

Nutri-Gota Tres:
Rituales Para Después de la Comida

- Me daré cuenta de cuándo termine de comer.
- Hare la transición de *la hora de la comida* a *la hora después de la* comida usando herramientas, incluyendo el entrar, de manera consciente, a la zona de la digestión, y lavarme los dientes.

Capítulo Cinco
Lo Que Nuestras Mentes Están Consumiendo

La decisión sobre lo que vamos a poner en nuestra boca está influenciada por muchos factores. En este capítulo, vamos a obtener algunas herramientas realmente potentes para notar cuándo y cómo estamos expuestos a los mensajes que influyen en nuestras decisiones acerca de cómo nutrimos a nuestros cuerpos.

El tema de este capítulo es Lo Que Nuestras Mentes Están Consumiendo. Veremos cómo los mensajes que consumimos con nuestras mentes influyen en lo que decidimos consumir con nuestra boca. Las tres Nutri-Gotas son:

Nutri-Gota Uno: Mensajes Externos
Nutri-Gota Dos: Pláticas Internas
Nutri-Gota Tres: Bienestar 5

Nutri-Gota Uno: Mensajes Externos

Piensa a qué mensajes externos estás expuesta en una base diaria o con bastante regularidad. ¿Qué mensajes o desencadenantes están en tu entorno actual? ¿Tienes un plato de fruta o una jarra de agua en tu campo de visión? ¿Tienes una bolsa amarilla brillante de M & M en tu campo de visión?

Lo que está ahí, influencia sutil o no tan sutilmente las ideas que puedan ir apareciendo en tu cabeza en un futuro cercano, aparentemente de la nada, pero realmente no de la nada después de todo. Cuando estás fuera de casa, ¿hay vallas en los caminos y las calles? ¿Hay colores brillantes y escaparates que invitan? ¿Hay señales de comidas rápidas que detonan el murmullo de sus cancioncitas publicitarias en tu cabeza?

Además de los mensajes de comida que puedes notar en todas partes, ¿qué otros mensajes influyen en ti? ¿Cuáles son los mensajes a los que estás expuesta en las canciones o noticias o anuncios que escuchas? Y ¿qué tal cuando entras en una tienda?

Aquí hay otro enfoque sobre el que me gustaría que fijaras tu mente consciente... ¿Cuáles son las imágenes de belleza a las que estás expuesta? ¿Son cuerpos reales? ¿Son formas de cuerpos realistas?

Muchas veces, las imágenes de belleza que vemos están mejoradas, alteradas, literalmente fuera de nuestro alcance, porque no son reales. Piensa en las proporciones no-humanas de Barbie. O la forma no-humana de los ojos de las muñecas *Bratz*. ¿Qué le hace eso a tu auto estima cuando resulta literalmente imposible alcanzar la imagen de belleza que estamos siendo condicionados a aceptar?

Y ¿qué hay de la ropa que anuncian las carteleras y los anuncios de las revistas a las que a veces estamos expuestas? Además de que están retocadas, ¿has visto anuncios con chicas jóvenes que aún no han florecido plenamente en la mujer en la que se convertirán? Si vestimos a una chica como a una mujer y la ponemos en un cartel o en un anuncio. ¿cuál es el mensaje sobre la belleza? ¿Qué crees que sucede cuando continuamente nos exponen a mensajes como este? ¿Es posible que estos mensajes pudieran convertirse en un ruido que bloquea la conexión clara y profunda con tu sabiduría interior? ¿Quién crees que se beneficia de la creencia condicionada de que nuestros cuerpos REALES no son hermosos? ¿Que, de alguna manera, nuestros cuerpos fueron creados de forma defectuosa? ¿Que nuestros cuerpos increíbles, nuestros corazones, pulmones y oídos son menos perfectos que una distorsionada y alterada realidad?

¿Qué preferirías creer sobre tu poder interior y belleza? ¿Qué preferirías creer sobre tu bienestar y tu sabiduría interior? Te invito a sentarte con esa pregunta por un momento y dejar que las poderosas creencias acerca de tu poder interior y belleza inunden tu mente. Permítete recordar lo increíble que eres, y que **eres un ser hermoso y vibrante**.

¿Qué podemos hacer sobre todos esos mensajes externos que compiten por nuestra atención? ¿Qué pasa si eliges qué anuncios quieres consumir con el mismo discernimiento con el que eliges qué alimentos quieren consumir? Toma nota de los mensajes que recibes de los programas de radio, televisión o revistas que ves actualmente, y decide si están apoyando o desmereciendo tu calidad de vida. Elige conscientemente. **El conocimiento es una poderosa herramienta.**

Con nuestros ojos bien abiertos al impacto de los mensajes externos, vamos a empezar a notar el impacto de nuestros mensajes internos, mientras nos sumergimos en la Nutri-Gota Dos: Mensajes Internos.

Nutri-Gota Dos: Mensajes Internos

La buena noticia sobre la Nutri-Gota Dos es que tú eres la fuente, y eso significa que las actualizaciones y cambios que has escogido hacer como resultado de leer la Guía, pueden mejorar directamente la calidad de tus mensajes internos.

Puesto que tus mensajes internos están teniendo un impacto positivo en las opciones de alimentación que tomas, por leer y participar con la Guía, ya estás en camino hacia tu bienestar.

Debido a que nuestros mensajes internos vienen en muchas formas, esta Nutri-Gota tiene tres puntos que iremos cubriendo. Al leer, ten en cuenta cuál de estos puntos suscita la mayor reacción de tu parte. Te ayudará saber cuál de estos puntos tiene el mayor potencial para mover la aguja hacia tu bienestar.

Cuando estés observando tus reacciones, presta atención a las maneras sutiles en las que tu cuerpo se comunica contigo. Puede que notes una chispa de energía, o puede que tengas una sensación repentina de mucho cansancio. Puede que sientas cómo te inclinas hacia tu Guía, o puedes notar que tu mente comienza a divagar. Todos estos son mensajes. Date cuenta de las formas en las que tu lenguaje corporal te da pistas.

Pláticas Internas

¿Le hablas alguna vez a tu cuerpo con palabras crueles? ¿Te has enojado con tu cuerpo y lo has llamado asqueroso?

Si lo has hecho, quiero que imagines algo por un momento. ¿Qué pasaría si hubieras escuchado a alguien más utilizar ese mismo tono y esas mismas palabras para comunicarse con su mascota o su bebé, o con su vecino de edad avanzada? ¿Puedes visualizar esas palabras y el tono que le has dirigido a tu cuerpo siendo dirigido a otra persona?

Si tuvieras que adivinar, ¿qué tipo de comportamiento podrías esperar de un niño al que una figura influyente en su vida le ha dicho que es asqueroso? Si alguna vez te has hablado a ti misma con palabras crueles, ¿por qué lo hiciste?

Un tema común de cuando aparecen los comentarios negativos es la pérdida de peso. Como si de alguna manera, si decimos bastantes cosas crueles y desagradables a nuestros cuerpos, estas palabras fueran a rebanarnos los kilos de más.

Cuando pensamos en ello de esa manera, lo que nos decimos a nosotras mismas, ¿toma una nueva importancia para ti? ¿Estás lista para creer que puedes darle un mejor enfoque a la comunicación contigo misma?

Si es así, ponte feliz. Para cuando terminemos con la Nutri-Gota Dos, vamos a hacer un ejercicio para apoyarte a mejorar tu comunicación contigo misma. Si ya te hablas a ti misma con respeto, eso es maravilloso. El ejercicio te seguirá siendo útil, porque te puede apoyar a llevar tus conversaciones contigo misma al siguiente nivel.

¿Dónde están tus pensamientos ahora mismo? Lo que sea que estás sintiendo, es aceptable. Si has sido áspera o cruel con tu cuerpo en el pasado, puedes disculparte en este momento y entonces empezarás a estar más consciente de tu charla interna. Con ese conocimiento, podrás hacer elecciones conscientes para hablarle a tu cuerpo con respeto. Incluso podrás querer empezar a concentrarte en lo que es maravilloso. Los corazones que laten cada segundo son maravillosos. Los pulmones que respiran, aun cuando no estamos prestando atención, son maravillosos. Hay muchas maneras de celebrar a nuestros maravillosos cuerpos. Todo es acerca de en qué nos concentramos.

Bailando con nuestros Pensamientos y Emociones

Aunque la Nutri-Gota de los mensajes internos nos alienta a ser más conscientes de cómo nos hablamos a nosotras mismas, no se trata de controlar los repentinos pensamientos que surgen en nuestras cabezas. Se trata de bailar con lo que surja. En lugar de aplastarlos o controlarlos o reaccionar a tus pensamientos y sentimientos, trata de reconocerlos y aprende de ellos. Generalmente, cuando tocamos un lugar incómodo, esa es una razón para celebrar. Esto significa que posiblemente hemos descubierto algo que podría acercarnos más a nuestro bienestar.

Cuando te des cuenta de qué pensamientos o emociones te hacen sentir incómoda, una cosa que puedes hacer es tomar una respiración profunda. Coloca una mano en tu vientre y otra en tu corazón y respira hacia ambas manos. Respira. Desde ese lugar de conexión, pregúntate, sin juzgar, cuál podría ser el mensaje que estás intentando comunicarte a ti misma. O bien, pregúntate a ti misma, cuál es la regla que tienes que hace que ese pensamiento te resulte tan desagradable, que desees controlarlo o eliminarlo.

No estoy sugiriendo que actúes frente a todos tus pensamientos, y tampoco estoy sugiriendo que los verbalices. Lo que estoy sugiriendo es que bailes con tus pensamientos para verlos y aprender de ellos. Aprovéchalos, velos como una oportunidad para aclarar cualquier ruido que se ponga en el camino de tu claridad.

Cuando aplastamos los pensamientos que desearíamos no tener, añadimos aún más estática que interfiere con nuestra claridad. Construimos barreras entre nuestras decisiones conscientes y nuestra sabiduría interior. Por otro lado, cuando aceptas lo que realmente estás pensando y sintiendo, mejoras tu claridad. Se trata de hacerse radicalmente honesta contigo misma. Se trata de honrar cada faceta de tu propia humanidad. Desde ese lugar puedes acceder más fácilmente y con menos dificultad tu sabiduría interior. ¿Cómo te suena esto? ¿Estás dispuesta a bailar con todos tus pensamientos? ¿Está dispuesta a eliminar la estática que te bloquea y no deja que aproveches tu sabiduría interior?

Viendo Hacia Fuera

El tercer y último punto que vamos a cubrir en la Nutri-Gota Dos es el que te des cuenta de cuando estés viendo hacia afuera. O, para decirlo de otra manera, que te fijes si te estás comparando a otra persona. ¿Cómo se relaciona el ver hacia afuera de nosotros con nuestra plática interna? Es porque cuando estamos viendo hacia afuera, no estamos teniendo una conversación con otra persona. Seguimos teniendo una conversación con nosotras mismas.

Si te encuentras sintiéndote realmente mal acerca de la forma en la que te ves, cuando te comparas con la forma en la que se ve otra persona, entonces sabrás que sólo estabas concentrándote en lo que está afuera, y eso no te prepara para que llegues a tu máximo nivel de bienestar y vitalidad.

El compararte con otras personas debe servirte como un indicador de que no te estás concentrando en ti misma. Es una señal de que has dejado de buscar el consejo de tu propia sabiduría interior. La buena noticia es que, si te observas a ti misma viendo hacia fuera, puedes corregir tu curso. Cuando nos enfocamos en nosotras mismas y nuestras propias opciones, tenemos una mayor oportunidad de permanecer en armonía con la sabiduría de nuestro cuerpo.

Ejercicio de la Nutri-Gota Dos:

¿Has tenido alguna vez una cancioncita de un comercial atorada en tu cabeza? Si digo "Carlos Quinto", ¿en qué piensas? ¿En una barra de chocolate? ¿Qué pasa si digo hamburguesa? ¿Y qué pasa si en lugar de tener la cancioncita de un comercial atorada en tu cabeza, ELEGIMOS la canción que deseamos tener en nuestra cabeza A PROPÓSITO? ¿Qué pasa si la canción está llena de mensajes positivos? ¿Qué pasa si la canción expande nuestro bienestar y mejora nuestro dialogo?

Sumerjámonos en nuestro ejercicio de la Nutri-Gota Dos.

60

Primer Paso. Preguntas que debemos considerar
1. ¿Cuáles son las palabras que más a menudo te repites a ti misma ahora, acerca de tu salud? ¿Tu bienestar? ¿La forma de tu cuerpo? ¿Tus opciones de alimentos?
2. ¿Son palabras que probablemente ampliarán tu bienestar? Si es así, ¿cuáles son algunas otras situaciones adicionales en las que puedas esparcir esas palabras en su rutina diaria? Si no es así, ¿cuáles son las palabras o frases que podrías decir más a menudo?

Paso Dos: Escribiendo tu melodía comercial personalizada
1. Piensa qué mensajes son importantes en tu camino al bienestar.
2. Escríbelos... hazlo con libertad y luego podrás volver a ellos si deseas editarlos.

Aquí hay algunos ejemplos para ayudar a que fluyan tus ideas: Soy un ser hermoso y vibrante, valoro mi bienestar y vitalidad, vivo una vida vibrante y muy buena, me nutro con mis propósitos, trato a mi vehículo humano con amor y respeto al nutrir mi cuerpo y mi mente con combustible saludable, vibrante y energizante.

Paso Tres: Repetición
1. Repite tu nueva melodía comercial con frecuencia.
2. Si te parece, grábalo como una nota de voz en tu celular y reprodúcela con frecuencia.

3. En cualquier momento en el que escuches una melodía comercial "sonando" en tu cabeza, concéntrate en reemplazarla con TU propia melodía.

Disfruta de la experiencia durante los siguientes días, semanas y meses de lo que se siente cuando los mensajes que te estás diciendo a ti misma, en tu propia voz, ¡están promoviendo tu camino al bienestar!

Nutri-Gota Tres: Bienestar 5

Estamos fuertemente influenciados por las personas con las que pasamos más tiempo. La Nutri-Gota tres se trata de que nos demos cuenta de las expectativas de nuestro grupo sobre el bienestar, y que estemos conscientes de la influencia que eso tiene en nuestro camino al bienestar. Tu Bienestar 5 son las personas que tienen la mayor influencia sobre tus opciones de bienestar y autocuidado.

Antes de profundizar en Bienestar 5, quiero recordarte que no alejes a las personas especiales en tu vida, incluso si decides no incluirlas en tu Bienestar 5. La necesidad de amor y conexión es parte de cómo estamos conectadas como seres humanos. Hay personas en nuestras vidas a quienes verdaderamente queremos, sin importar su perspectiva sobre el bienestar. Tener relaciones saludables y enriquecedoras también es importante para nuestro bienestar.

Ríe, ama y disfruta de esas personas especiales que tienes en tu vida. Y, AL MISMO TIEMPO, sé consciente de si deseas o no elegirlos como opiniones de influencia sobre tu bienestar. Se trata de estar conscientes de cómo nuestras opciones de bienestar están siendo influenciadas.

Si te das cuenta de que hay personas especiales en tu vida que no vas a elegir como miembros de tu Bienestar 5 (si son familiares, o amigos cercanos, o colegas de confianza o miembros de tu comunidad) recuérdate a ti misma qué es lo que honras y aprecias sobre ellos. Es probable que hayas construido tu vínculo con ellas en algo más que simplemente la filosofía del bienestar. Acéptalas por lo que son. Tú puedes tomar decisiones para tu propio bienestar a propósito, y estas opciones pueden ser diferentes. Recuerda, la gente viene en muchos tonos de humanidad. No es nuestra función el pintar el lienzo de otra persona.

Dicho esto, nos toca a nosotros pintar NUESTRO PROPIO lienzo. Cuando menos te des cuenta, podrás ver las muchas maneras sutiles (y no tan sutiles) en las que las personas que pasan tiempo con nosotros pueden influirnos. Ten claro quiénes son las personas que influyen en tu bienestar y rodéate con mensajes positivos y de bienestar.

¿Quiénes son las personas que influyen en sus metas de bienestar ahora mismo? ¿Quiénes son las personas que te gustaría que influyeran en tus objetivos de bienestar? ¿Te faltan algunas? Si es así, eso es aceptable.

Simplemente es importante que lo notes, para que puedas estar consciente de ello, y cuando avances, puedas tener claro cómo elegir a las personas que desees que influyan en tu bienestar. Me gustaría animarte a identificar a cinco personas a las que quieras elegir conscientemente como influencias en tu bienestar. La primera persona en tu lista probable serás tú misma.

Si no tienes otras cuatro personas en tu vida ahora que modelen tú idea de lo que el Bienestar 5 tiene que ser, no estás sola. La buena noticia es que tienes grandes instintos. Ya has decidido leer esta Guía, la que puede ser un gran influyente virtual de tu bienestar. Si no tienes 5 personas en tu vida en este momento que sean una influencia positiva de bienestar para ti, puedes crear un Bienestar 5 virtual.

¿Estás lista para nombrar a tu Bienestar 5? Si es así, eso es genial. Al declarar tus intenciones en voz alta, te estas comunicando con muchas partes de tu mente, para que puedas avanzar activamente con claridad y armonía. Si no estás lista todavía... podrías haber descubierto un obstáculo de bienestar. ¿Qué podría significar tu vacilación? ¿Deseas explorarlo? Fíjate bien en lo que surja. Una vez que lo hayas explorado, incluso si aún no sabes quiénes son los miembros de tu Bienestar 5, si pudieras nombrar a tres personas en este momento sabiendo que puedes cambiar de opinión más tarde, ¿quiénes serían esas tres personas?

¿Quiénes son tu Bienestar 5?

1. _____
2. _____
3. _____
4. _____
5. _____

Revisión de Nutri-Gotas

Vamos a echarle un vistazo a este capítulo y daremos una mirada a lo que viene. El tema era Lo Que Nuestras Mentes Están Consumiendo, y las tres Nutri-Gotas fueron:

Nutri-Gota Uno: Mensajes Externos
Nutri-Gota Dos: Pláticas Internas
Nutri-Gota Tres: Bienestar 5

En el siguiente capítulo, nos adentraremos en los Obstáculos del Bienestar y cómo superarlos.

Datos Clave Para Recordar

Lo Que Nuestras Mentes Están Consumiendo

En este capítulo hemos obtenido herramientas para darnos cuenta de cuándo y cómo estamos expuestos a mensajes que influyen en nuestras decisiones acerca de cómo alimentamos nuestros cuerpos. Aquí están los datos claves para recordar:

Nutri-Gota Uno: Mensajes Externos

- Me doy cuenta a qué mensajes e imágenes externas estoy expuesta.
- Mi objetivo es elegir qué medios de comunicación consumo, con el mismo discernimiento que utilizo para elegir qué alimentos quiero consumir.
- Estoy agradecida por mi corazón que late, mis pulmones que respiran y mis oídos que escuchan... mi cuerpo REAL es natural y bello.
- Mi conciencia es una potente herramienta.

Nutri-Gota Dos: Pláticas Internas

- Mi objetivo es hablarme a mí misma con respeto siempre, o casi siempre (dialogo interno).
- Mi meta es ser radicalmente honesta conmigo misma.
- Mi meta es honrar todos los aspectos de mi humanidad.

- Aprovecho mis pensamientos como oportunidades para fortalecer mi conexión con mi sabiduría interior (bailando con mis pensamientos).
- Me concentro en mi propio cuerpo y mis propias decisiones (miro hacia dentro).

Nutri-Gota Tres: Bienestar 5
- Elijo conscientemente mis influencias de Bienestar.
- Mi Bienestar 5 incluye a:
  1. _____
  2. _____
  3. _____
  4. _____
  5. _____

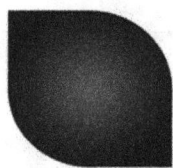

Capítulo 6

Obstáculos del Bienestar

En este capítulo, hablaremos acerca de los obstáculos del bienestar. Para ahora, es probable que ya hayas descubierto algunos. Se necesita práctica para recordar el vincular los obstáculos con la celebración, pero cuanto más practicamos, más fácil será. Al encontrarte con uno de los obstáculos de tu bienestar, trata de recordar decir: ¡Ah, sí, un bloqueador de bienestar!

Cuando tenemos la suerte de notar en dónde estamos bloqueadas, ese es motivo de celebración, porque significa que tenemos la oportunidad de pasar al siguiente nivel de vitalidad vibrante. Las tres Nutri-Gotas de los Obstáculos de Bienestar son:

Nutri-Gota Uno: Zappers
Nutri-Gota Dos: Los Mensajes de los Antojos
Nutri-Gota Tres: Substancias Adictivas y Alteradoras del Estado Anímico

Nutri-Gota Uno: Zappers

Hay algunos Obstáculos de Bienestar comunes, y también hay algunos que son únicos para cada uno de nosotros. En este capítulo revisaremos los Obstáculos de Bienestar comunes, así como ciertas herramientas rápidas y eficaces para resolverlos.

¿Cómo reconocerás tus Obstáculos de Bienestar?

Las pistas que ofrecen son diferentes para cada uno de nosotros. Por ejemplo, si de repente sientes que no tienes suficiente tiempo para terminar un artículo que habías planeado leer, puede ser que hayas encontrado un obstáculo, o si de repente que te encuentras sintiendo sueño o resistiéndote a dormir. Hay muchas posibilidades, así que debes seguir prestando atención a tu cuerpo; él se comunicará contigo cuando hayas encontrado un obstáculo.

Cuando notes que has encontrado un obstáculo de bienestar, y si sientes deseos de hacerlo, gira tu linterna hacia adentro para que hagas un poco de exploración interior.

Generalmente, si te preguntas con suficiente interés lo que este obstáculo puede significar, llegarás a la raíz del problema y tendrás la oportunidad de arrojar luz sobre los pensamientos y reglas que están causando fricción y posiblemente creando ruido entre tu sabiduría interior y las decisiones que tomas.

Antes de profundizar en las Nutri-Gotas de los Obstáculos del Bienestar, quiero recordarles que el mayor de ellos es algo de lo que ya hemos hablado: Es cuando nos desconectamos de nuestra sabiduría interior. Debes permanecer en la búsqueda de tus Obstáculos de Bienestar, y cuando los encuentres, trata de recordar el decir para ti misma: "¡Sí! ¡Un bloqueador de bienestar!".

Observa si presentas alguno de estos zappers comunes, y si es así, en qué circunstancias y con qué frecuencia.

- Estrés negativo
- Pensamientos tóxicos durante un largo período de tiempo
- Ambiente tóxico, y aquí nos podemos referir, tanto a las personas tóxicas que te rodean, como a un ambiente lleno de contaminación química.
- Emociones negativas continuas y destructivas.
- Comidas llenas de químicos
- Un estilo de vida totalmente sedentario
- Enviar miles de mensajes de texto o pasar mucho tiempo en los medios sociales, y hablaremos de por qué incluimos esto en la lista de zappers.

¿Qué otros zappers se te ocurren en este momento?

Vamos a dedicar algún tiempo a profundizar en algunos de estos zappers comunes y luego vamos a hablar sobre las herramientas para abordarlos. Una vida plena viene con una gama de experiencias, y es un hecho que estaremos expuestas a algunos zappers. La clave para alcanzar nuestro bienestar abundante es limitar la exposición a los zappers que estén bajo nuestro control; y utilizar nuestras herramientas de bienestar cuando nos enfrentamos con los zappers que no están bajo nuestro control.

Estrés Negativo

Vamos a explorar el estrés negativo. Puedes notar que he dicho estrés *negativo*. No todo el estrés es negativo. Mientras distinguimos entre experiencias saludables y negativas, vamos a tocar también las emociones. Todas las emociones se pueden experimentar como sanas o como negativas.

La felicidad es una emoción que suele ser muy saludable, pero tú puedes llegar a estar crónica y debilitantemente feliz si te esfuerzas por ser feliz todo el tiempo y no permites que tus otras emociones fluyan naturalmente y se comuniquen contigo. Y la culpa, la ira o la envidia, que son comúnmente emociones que consideras negativas, pueden ser saludables si las reconoces rápidamente, buscas los mensajes que ellas están tratando de comunicarte, y tomas medidas para restablecerte a ti misma.

La clave es que aceptes todas tus emociones como son. Amate a ti misma y a todos los matices de tu humanidad. No busques expresar o reprimir cada emoción que experimentas. Simplemente anótalas y a busca los mensajes que traen.

El estrés, por ejemplo, a veces es una palabra que usamos cuando tenemos otros pensamientos o sentimientos vinculados a cierta situación. Podría ser útil buscar la raíz del problema nosotras mismas, haciéndonos preguntas sobre lo que realmente significa, y ser radicalmente honestas con nosotras mismas al responder. Una vez vemos la raíz que lo causa con mayor claridad, podemos intentar resolver la manera en que la estamos experimentando la situación que nos está causando estrés.

Toxicidad

Otro zapper común es el estar constantemente expuesto a un ambiente tóxico. Un ambiente tóxico puede referirse a las personas que te rodean o a contaminantes físicos (contaminación). Si te encuentras en un ambiente tóxico, es extremadamente importante que le des prioridad al cuidado de tu persona.

Si viene de las personas a las que estás expuesta, puede ser útil echar un vistazo profundo a la situación y evaluar lo que está sucediendo. Puede que sea 100% por parte de las personas, o tú puedes jugar algún papel en ello. Si tú estás contribuyendo, ¿qué puedes aprender de la experiencia? ¿Cómo puedes utilizar estos aprendizajes para tu propio crecimiento y cómo puedes utilizar los aprendizajes para mejorar la situación?

Además de utilizar la situación negativa como un catalizador para tu crecimiento, podrías considerar devolverles su negatividad con compasión (aunque no siempre es fácil de hacer). Si son así de tóxicos para el medio ambiente que les rodea, imagina cómo debe de ser su conversación interior.

Por último, observa si se trata de una circunstancia temporal o si es algo que probablemente no cambiará a menos que hagas un cambio deliberado. Decide lo que quieres hacer y cuándo quieres hacerlo. Vale la pena decir que, si eliges conscientemente no hacer nada, esa es una decisión perfectamente razonable. El objetivo es que sea una decisión en sí, y no sólo que veas cómo pasa la vida frente a ti sin hacer nada. La clave es darse cuenta, tener una conversación muy honesta contigo misma, y luego tomar las decisiones que creas más convenientes para ti en este momento.

Mensajes de Texto

Ahora vamos a hablar de los excesivos mensajes de texto o el demasiado tiempo en los medios sociales. ¿Por qué son los excesivos mensajes de texto y el demasiado tiempo de los medios sociales, o incluso el enviar demasiados correos electrónicos un zapper potencial? Para responder a eso, vamos a hablar de nuestro cerebro. El lóbulo frontal está asociado con nuestra creatividad, con nuestros niveles más altos de cognición que incluyen la resolución de problemas, el razonamiento, el buen juicio y las funciones motoras... muchas de las cosas en las que dependemos para tener una Vida Buena y Vibrante.

Cuando estamos revisando nuestros teléfonos y las redes sociales en respuesta a las alertas no programadas, estamos dejando de operar desde nuestro cerebro frontal y lo hacemos desde nuestras reacciones de estímulo-respuesta. Cuando lo hacemos regularmente, nos estamos entrenando a nosotras mismas a pasar menos tiempo en el cerebro frontal.

¿Qué puedes hacer? Observa la frecuencia con la que revisas estos mensajes. Fíjate si tienes alertas de sonido que se comunican con tus reacciones de respuesta instintiva. Si puedes, apaga todas o algunas de tus alertas durante los bloques de tiempo en los que te estás concentrando. Considera la posibilidad de programar el tiempo que pasas en los medios sociales, tus mensajes de texto y los correos electrónicos, en bloques específicos de tiempo que designes específicamente, para que no estés simplemente reaccionando todo el tiempo.

Anti-Zappers
Anti-Zapper Uno
Un anti-zapper realmente potente es la rutina de 3 minutos que mencioné en el capítulo sobre las 5 Bases Diarias. Revisa el

apéndice si estás interesada en aprender a hacer la Rutina de 3 Minutos.

Entre otros beneficios, la Rutina de 3 Minutos es una herramienta para trabajar en armonía con la sabiduría interior de tu cuerpo. Nuestros cuerpos son muy sabios y hubo un tiempo en la historia de la humanidad en la que nuestro estrés negativo y otros zappers eran una señal de que estábamos en peligro mortal. La Rutina de 3 Minutos nos ayuda a comunicarle a nuestro cuerpo que lo que estamos experimentando es estrés moderno.

Anti-Zapper Dos

Otra herramienta que ya has aprendido es la de la **R** en RADAR. Toma una profunda respiración que nutra todas tus células es una forma rápida de contrarrestar un zapper. A veces cuando estamos experimentando el zapper, inconscientemente empezamos a hacer respiraciones poco profundas. Invertir veinte segundos para tomar una respiración profunda puede tener un impacto considerablemente positivo en nuestra fisiología, nuestra claridad mental y emocional y nuestro estado de ánimo. Respira.

Anti-Zapper Tres

El tercer anti-zapper es un masaje de pies. Estate preparada para este - aunque a muchas les resulta ser un zapper contra producente. Este no es un masaje suave y relajante. Utiliza los pulgares para frotar la parte superior de sus pies, en esos canales suaves entre los huesos de los dedos. Podría dolerte la primera vez que lo pruebes, así que, como todo lo demás en esta Guía, escucha tu sabiduría interior para determinar lo que es correcto para ti.

Si pruebas esta técnica de masaje, puedes experimentar una disminución de tensión en todo tu cuerpo. Incluso puedes ser capaz de notar la sensación de energía tóxica dejando tu cuerpo. A veces, cuando has experimentado una emoción tóxica o has estado constantemente expuesta a un ambiente tóxico, algunas de las emociones o sentimientos, o a lo que me refiero aquí como *energía tóxica*, se retiene en nuestros cuerpos. Este masaje sobre la parte superior del pie es una gran herramienta para liberarlo.

Hablamos de algunos zappers de bienestar común y de tres herramientas rápidas y eficaces para apoyar tu bienestar cuando experimentes el zapper.

Estas herramientas son:
1. La Rutina de los 3 Minutos
2. **R** de aire, para hacer respiraciones profundas que nutran nuestras células
3. El masaje sobre los pies

Ejercicio de la Nutri-Gota Uno

Si tienes una vida plena lo más seguro es que te enfrentes a algunos zappers, así que vamos a hacer un ejercicio para prepararte a manejarlos de una manera que concuerde con tu vitalidad vibrante

Primero... haz una lista general de zappers de bienestar. Si vas a escribir la lista, será útil que dobles la pieza de papel verticalmente. Utiliza la columna de la izquierda para anotar tantos zappers como puedas.

_____ _____

_____ _____

_____ _____

_____ _____

A continuación, utiliza la columna de la derecha para contestar las siguientes preguntas

- Cuáles de esos zappers experimentas actualmente, o sobre una base regular
- ¿Puedes controlar éste zapper?
- Si es así, ¿qué puedes hacer para controlarlo? ¿Cuándo harás eso?
- Y / o si no, ¿qué herramientas vas a utilizar para apoyar tu bienestar en estas situaciones... si vas a utilizarlas?

Nutri-Gota Dos:
Los Mensajes en Nuestros Antojos

La manera en la que nos comunicarnos con nuestros antojos puede ser un camino hacia el mayor bienestar, o puede llegar a ser un obstáculo del bienestar. Para desglosar nuestra discusión sobre antojos en partes pequeñas y lograr su óptima absorción, he dividido esta Nutri-Gota en dos secciones: antojos relacionados con el estilo de vida y antojos de nutrientes. Los antojos tienen muchas más categorías de las que vamos a cubrir aquí. Me gustaría animarte a que, mientras lees a través de estas dos categorías, te des cuenta de lo que puedes aprender para aplicarlo a los antojos en general.

Antojos Relacionados a tu Estilo de Vida

En la Nutri-Gota tres hablaremos sobre las sustancias que alteran el estado anímico, pero en este momento vamos a tocar brevemente el tema, en este contexto de los antojos. Trata de notar cuándo es que se te antojan ciertos alimentos con el objetivo de alterar tu estado de ánimo, (por ejemplo, cuando comes para ponerle un curita a tu alma). Estas pueden ser golosinas de cualquier tipo, (saladas, refritas, dulces, grasosas y otros).

Si buscas refugio en la comida cuando experimentas estrés negativo, entonces puede que sufras antojos relacionados a tu estilo de vida.

El Estrés y los Antojos

Si te encuentras en una situación en la que se te antoje algo, intenta percatarte de ello y hazte preguntas No estoy sugiriendo que el disfrutar de un antojo sea signo de tener estrés, y no estoy sugiriendo que cada vez que quieres un bocadillo signifique que tengas un antojo emocional. Tampoco estoy sugiriendo que te restrinjas de comer golosinas. Lo que estoy sugiriendo es que notes cuándo es que ansías los alimentos y que prestes atención a lo qué está sucediendo. Observa si el mensaje de tus antojos es realmente una sabia y amorosa comunicación de tu cuerpo, pidiéndote que cuides mejor de ti misma.

¿Qué podemos hacer para combatir los antojos relacionados con el estrés? Las 5 Bases Diarias so una gran herramienta para reducir el efecto que pueden tener los antojos relacionados con el estrés. Si haces sólo algunas de las 5 Bases Diarias porque eso es lo que funciona mejor para ti, hazlo sin sentirte culpable. Estas son herramientas para apoyarte, no pretenden restringirte o ponerte bajo presión.

Otro consejo para luchar contra un antojo relacionado con el estrés es el chucrut. Un plato de chucrut puede cortar, a veces instantáneamente, un antojo; si te gusta el chucrut, vale la pena que lo intentes.

El Sueño y los Antojos

Otro culpable común de los antojos relacionados con el estilo de vida, es la falta de sueño. Esto es muy común, porque muchos de nosotros tenemos una vida llena de actividades. Muchas veces, mientras intentamos diferentes opciones para encontrar el equilibrio adecuado, uno de los aspectos de nuestras vidas con el que solemos experimentar es nuestro sueño, ya que representa muchas horas de nuestro día.

Por un lado, es increíble experimentar y ver cuál es la cantidad ideal de sueño para tu cuerpo. Pero lo más probable es que no estés durmiendo menos simplemente porque estás experimentando. Es más probable que sea debido a las muchas cosas que estás haciendo ahora, en tu ocupada vida.

Muchas veces, cuando recortamos nuestras horas de sueño, experimentaremos antojos al día siguiente. O si experimentamos una falta crónica de sueño, podemos notar que afecta nuestras elecciones de alimentos en general. Si la falta de sueño es la causa de un antojo, dormir más (o hacer una poderosa siesta de

79

20 minutos) puede ayudar. No siempre es fácil hacer malabares con todas tus actividades para que encuentres el tiempo de disfrutar de una noche completa de sueño, pero realmente vale la pena considerarlo. Un Consejo para mejorar tu distribución de tiempo, y que así tengas más horas disponibles para dormir, es tomar decisiones de calidad sobre cómo y a qué decir no.

Antojos y la Conexión a la Memoria de la Comida

Vamos a hablar de los buenos recuerdos y su asociación con los alimentos. El sentido del gusto es poderoso. Lo que nos sucede a algunos de nosotros, algunas veces, es que estamos pasándola increíble mientras comemos algo específico... y boom, terminamos asociando el olor y el sabor de ese alimento a la memoria de todos los sentimientos positivos que estamos teniendo en ese momento.

No se puede probar el sabor de una sonrisa ni el calor del sol en un hermoso día. Muchas de las grandes y maravillosas cosas de la vida no se pueden probar, lo que significa que si nos toca estar comiendo algo mientras estamos en un estado elevado de placer... adivina qué... a veces, erróneamente, asociamos esa comida con todos los otros sentimientos positivos que estábamos experimentando en ese momento.

¿Puedes pensar en algo que se te antoje con regularidad, incluso cuando estás bien descansado y no estás sufriendo de estrés negativo? Una vez que tengas ese alimento en su mente, fíjate bien... ¿existe un recuerdo asociado a él? ¿Hubo una vez o varias veces, en las que estuviste comiendo ese alimento en particular y que hayas experimentado algo que no se relacionara con la comida, con tus otros sentidos?

Si te das encuentra de que has vinculado una memoria feliz con la comida, tómate un momento para pensar acerca de la alegría en esa memoria. Disfruta de toda la escena. ¿Qué estaba sucediendo? ¿Cuáles son algunos de los detalles que destacan? ¿Qué más? ¿No es increíble la forma en la que la memoria puede traer tanta felicidad cuando pensamos en ella conscientemente y si nos concentramos en ella? Ahora, mientras estamos recordando aquel momento, vamos a fijarnos realmente, ¿era la comida la verdadera causa de los sentimientos felices que estabas teniendo, y tienes ahora al recordar aquel momento? ¿O eran todas las cosas que estaban sucediendo mientras comías? Haz una lista de esas cosas ahora.

El notar la forma en que el alimento estaba vinculado a un recuerdo maravilloso puede ayudar a retirar el antojo. No necesitas comer el alimento que se comiste ese día para sentir esa misma alegría.

Antojos Relacionados a la Nutrición

A veces nuestros antojos son mensajes amorosos y sabios de nuestro cuerpo, dejándonos saber que necesitamos cierto nutriente. Nuestro entorno está cambiando todo el tiempo. Las comidas que hacemos han cambiado con el tiempo. Por ejemplo, ahora podemos aprovechar el transporte para disfrutar de productos frescos todo el año, incluso aquellos de nosotros que vivimos en los lugares donde hay mucho frío y nieve en invierno.

Por desgracia, no todos los cambios son para bien. Un ejemplo de ello es que parte de la tierra en donde se cultiva nuestra comida tiene menos nutrientes de los que tenía antes, lo cual significa que algunos de los productos que estamos consumiendo han tenido menos oportunidad de absorber los nutrientes del suelo. La razón que puede estar causando algunos de tus antojos relacionados con los nutrientes es porque antes podíamos obtener más minerales de una mayor variedad de alimentos.

¿Qué podemos hacer? Realmente ya estás haciendo la mejor cosa que puede hacer. Estas profundizando la conexión con tu sabiduría interior y estás limpiando la estática y el ruido que puede bloquear tu capacidad para aprovecharla plenamente. Mediante el fortalecimiento de tu capacidad de escucha e interpretación, ya has avanzado un largo trecho en tu camino.

¿Cuál es el mensaje?
El prestar atención a los mensajes de nuestros antojos nos puede ayudar a escuchar lo que nuestros cuerpos tratan de comunicarnos.

Por ejemplo, una causa común de antojo de chocolate es que tu cuerpo está pidiendo magnesio. Si te encuentras añorando comerte un trozo de chocolate, puede ser que valga la pena experimentar ingiriendo alimentos ricos en magnesio, como espinacas o castañas de cajú.

Registro de Antojos
Una gran herramienta que puedes utilizar para tu comunicación interna es iniciar un registro de antojos. Si experimentas ansiedad, trata de anotarlo. Hazte preguntas a ti misma y ponte curiosa. Si te ayuda a recordarlo, imagina que vas en otra aventura tipo Safari, y esta vez podemos apuntar la

linterna hacia la comprensión de los mensajes en nuestros antojos.

Preguntas que debes hacerte cuando tengas un antojo:

- ¿Qué está pasando en mi vida en este momento? – (internamente o externamente)
- ¿Tengo recuerdos asociados a este alimento en particular?
- ¿Se me ha antojado esto antes? y si es así, ¿con qué frecuencia lo hago y cuándo?
- ¿Estoy durmiendo suficiente?
- ¿Estoy hidratada?
- ¿En qué temporada del año estamos?
- ¿A qué hora del día tengo los antojos?
- ¿En qué parte de mi ciclo menstrual me encuentro?
- ¿Qué comí hoy?
- ¿Qué comí ayer?
- ¿He estado moviendo mi cuerpo últimamente?
- ¿Qué otras preguntas te gustaría hacerte a ti misma?

Revisión de los Antojos
Mientras cerramos la Nutri-Gota Dos, vamos a repasar algunas de las preguntas que podemos preguntarnos cuando nos encontramos teniendo antojos.

1. ¿Qué está sucediendo en mi vida en este momento?
2. ¿Tengo fuertes recuerdos asociados a la comida?
3. ¿Podría ser este un mensaje de mi cuerpo diciéndome que necesito algún otro nutriente en mi cuerpo?

Trata de mantenerte alerta a los mensajes de tus antojos. Si empiezas a mantener un registro de cuándo y qué deseas, o simplemente lo registras y te preguntas, el recordar que el antojo puede ser un mensaje para que tú lo interpretes, puede cambiar el poder que ese antojo tiene sobre ti.

Nutri-Gota Tres: Substancias Adictivas y que Alteran el Estado Anímico

Sabemos que la drogas y el alcohol son substancias que alteran el estado anímico y nosotros decidimos si las usamos o no. Sin embargo, no siempre recordamos que la comida también es una sustancia que altera el estado de ánimo.

Uno de los mensajes más importantes que me gustaría transmitir con la Nutri-Gota Tres es que estés más consiente y te animes a darte cuenta de cuándo estás ingiriendo alimentos y si estás haciéndolo para cambiar tu estado de ánimo.

Si te encuentras en esa situación, considera evaluar lo que quieres hacer y toma una decisión consciente para usar (o no usar) los alimentos de esa manera.

¿Cómo sabes cuándo estás comiendo para alterar tu estado de ánimo? Hazte preguntas. Observa qué está sucediendo. Hazte preguntas como "qué significa esto para mí". Profundiza más con tus respuestas haciéndote preguntas de seguimiento, tales como: "Qué más podría significar esto". Siempre que te mantengas en un estado de curiosidad y sigas siendo radicalmente honesta contigo misma, generalmente encontrarás las respuestas que te de más claridad.

Suena sencillo, pero tú y yo sabemos que no lo es cuando se trata de la comida. Haz lo posible por hacerte preguntas que informen las decisiones que tomes sobre qué, por qué y cuándo comes. Se gentil y cariñosa contigo misma, y no te preocupes si te tropiezas en el proceso. La buena noticia es que mientras más profundizas en tu conexión con tu sabiduría interior, más intuitivas te resultarán estas opciones.

La Comida, En Grande

¿Sabes que la industria de alimentos gasta una cantidad impresionante de dinero en investigación para determinar lo que llamará tu atención, lo que te inducirá a tomar ese primer bocado, y lo que te mantendrá regresando por más?

Si lo piensas desde una perspectiva *macro* por un momento, gran parte de nuestro suministro de alimentos está gestionado con el objetivo de ofrecerte un producto que vayas a comprar, que dure mucho tiempo en tu despensa sin estropearse, y que además les deje dinero. Se ha llegado hasta el desagradable colmo de que algunos alimentos están siendo diseñados para ser agradables, pero para que no te sacien lo suficiente, para que así comas más de su producto. A pesar de que no están diseñados para eludir la sabiduría innata de su cuerpo a propósito, cuando estamos comiendo alimentos pobres en nutrientes, podemos comer mucho y sentirnos legítimamente hambrientos, porque no nos estamos nutriendo apropiadamente.

¿Qué puedes hacer al respecto? Puede leer las etiquetas de los alimentos que compras para que sepas bien cuáles son los ingredientes. Incluso si el empaque hace afirmaciones acerca de ser una opción "saludable", de todas formas, es útil leer las etiquetas.

Lo malo es que cuesta más (económicamente) comer comida nutritiva y real que las sustancias alimenticias llenas de químicos que nos ofrecen por todas partes. Afortunadamente, al comenzar a alimentar a nuestro cuerpo con alimentos ricos en nutrientes, podríamos notar que no tenemos que ingerir el mismo tamaño de porciones a las cuales hemos estado acostumbrados, y que nuestra cultura se aferra en convencernos de que es normal. Si disminuimos nuestras porciones a tamaños más normales, incluso si es sólo en algunos de nuestros platos, nuestro presupuesto de alimentos se verá beneficiado.

¿Qué te parece? ¿Estás dispuesta a leer las etiquetas de los alimentos para que puedas tomar decisiones informadas y conscientes sobre cómo estás alimentando a tu cuerpo? Si es así, ¿cuándo vas a empezar? ¿Vas a empezar con la comida que está en su despensa? ¿Vas a empezar con todo lo que compres de hoy en adelante? Visualiza cuándo y qué vas a hacer.

Si no lo haces así, es totalmente aceptable. Es tu opción hacer esto para ti misma. Si has decidido que este no es el momento de empezar a leer las etiquetas, podría ser útil que hicieras una pequeña exploración interior para asegurarte de que estás tomando tu decisión con claridad. Algunas veces, elegir conscientemente el *no* hacer algo es una decisión perfectamente razonable. La clave es tomar esa decisión desde un punto de claridad.

Antes de que cerremos la Nutri-Gota Tres vamos a hablar de las sodas, en especial del refresco de dieta, porque, aunque no es comida, la soda afecta nuestra forma de comer y puede ser muy perjudicial para nuestro bienestar.

Si la soda es actualmente parte de su rutina diaria, puede que desees considerar hacer un experimento y ver cómo te sentirías si dejaras de tomarla durante tres días. ¿Qué beberías? ¿Podría sustituirlo con agua? ¿O talvez prefieres el agua con un cubo de hielo y una rodaja de limón? ¿Podrías estar dispuesta a darle una oportunidad? Lo que decidas, decídelo pensando en qué es lo correcto para ti en este momento, y luego visualiza lo que vas a hacer y cuándo vas a hacerlo.

Hagamos una rápida revisión:

Hablamos de aumentar nuestra concientización sobre cuándo estamos usando la comida como una sustancia para alterar nuestro estado de ánimo, y de darnos cuenta de las circunstancias, para que podamos aprender y tomar decisiones conscientes al avanzar.

Tenemos un ejercicio de preguntas para cuando nos descubrimos en el hábito de convertir los alimentos en una sustancia para alterar el estado de ánimo, de forma que podamos profundizar la conexión con nuestra sabiduría interior.

Hablamos de leer las etiquetas de todos los alimentos y las bebidas que ingerimos.

Revisión de Nutri-Gotas

En este capítulo hablamos sobre los Obstáculos del Bienestar y nuestras tres Nutri-Gotas fueron:

Nutri-Gota Uno: Zappers

Nutri-Gota Dos: Los Mensajes de los Antojos

Nutri-Gota Tres: Substancias Adictivas y Alteradoras del Estado Anímico

Disfruta del proceso de descubrir tus Obstáculos de Bienestar. Cuando encuentras un obstáculo, trata de recordar decirte a ti misma "¡Si! ¡Un bloqueador de bienestar!". Eso puede indicarle a tu mente que es algo que puede beneficiarse de la autorreflexión.

Datos Clave Para Recordar

Obstáculos del Bienestar

Cuando nos damos cuenta de nuestros Obstáculos de Bienestar, tenemos la oportunidad de hacerles frente. Si te encuentras un obstáculo, trata de recordar que es una buena razón para celebrar. ¡Sí!, ¡un bloqueador de bienestar!"

Nutri-Gota Uno, Zappers

- Mi meta es darme cuenta de que estoy experimentando un zapper
- Mi meta es limitar mi exposición a los zappers que puedo controlar.
- Uso anti-zappers cuando me enfrento con un zapper en particular que no puedo controlar.

Nutri-Gota Dos: Los Mensajes de los Antojos

- Mi objetivo es observar si los mensajes en mis antojos son realmente una dulce y sabia forma de comunicación de mi cuerpo.
- Si estoy experimentando antojos, mi objetivo es recordar que tengo herramientas a mi disposición, como las 5 Bases Diarias.
- Me pregunto cosas como
    - ¿Qué está pasando en mi vida en este momento?

o ¿Tengo fuertes recuerdos asociados a este alimento?

o ¿Podría ser ese un mensaje de mi cuerpo, comunicándome que necesito incluir algo más en mi dieta?

Nutri-Gota Tres: Substancias Adictivas y Alteradoras del Estado Anímico

- Mi meta es darme cuenta de si estoy comiendo para cambiar mi estado de ánimo.

- Si consumo alimentos para cambiar mi estado de ánimo, evalúo lo que quiero hacer y tomo una decisión consciente para no usar los alimentos de esa manera

- Estoy siendo amable y cariñosa conmigo misma

- Me entiendo a mí misma cuando zigzagueo en mi camino

El Poder De La Repetición

Antes de continuar en dirección a tu verdadero norte, vamos a recordar brevemente de dónde venimos. Dar un paso a la vez en la dirección de nuestros sueños puede llevarnos más lejos de lo que podríamos pensar. De vez en cuando, vale la pena hacer una pausa y celebrar lo lejos que hemos llegado.

Esta repetición es otra de esas herramientas que nos prepara para el éxito. Las herramientas más potentes pueden tomar menos tiempo del que pensamos, y nos ofrecen un gran retorno del tiempo invertido. ¿Estás lista para reforzar lo ya aprendido y prepararte para el siguiente nivel de vibrante vitalidad?

A medida que vemos hacia atrás, a los primeros capítulos, disfrutemos de la experiencia. Si hay algo que no hayas intentado, o cualquier ejercicio que todavía no hayas hecho... trata de no poner demasiada presión sobre ti misma. Puedes elegir volver o puedes seguir hacia adelante y confiar en que la información que estás absorbiendo te ayuda a profundizar tu conexión con tu sabiduría interior.

Haz tu mejor esfuerzo, eso siempre será suficiente. Y recuerda, la culpabilidad y el estrés negativo obstaculizan tu bienestar. Mi sugerencia es que leas este resumen para profundizar lo que has aprendido, y no para evaluar si has hecho lo suficiente. Vamos a empezar con una profunda respiración para nutrir tus células. ¿Estás lista? Vamos a hacerlo ahora... inhala y luego exhala completamente. Respira.

Ahora que tus células se han alimentado, tómate un momento y piensa en las tres primeras cosas que vienen a tu mente sobre el material que ya has leído. No te presiones, cualquier respuesta que venga a tu mente es la que necesitas conocer en este momento. ¿Estás lista? Vamos a hacerlo ahora, ¿cuáles son las tres primeras cosas que vienen a tu mente?

¿No fue interesante? A veces los tres puntos que aparecen en nuestra cabeza son obvios, y a veces lo que aparece es un poco sorprendente. ¡Pero siempre es un ejercicio útil! La siguiente pregunta que tengo para ti es: ¿Cuál es tu verdadero norte? Con su verdadero norte fresco en tu mente, vamos a repasar todas las Nutri-Gotas que ya has aprendido.

Tu Destino: El Bienestar
Conoce Cuál es tu Verdadero Norte
¿Por qué…?
Recuérdalo con Frecuencia

Las 5 Bases Diarias
R-A-D-A-R

R: respiración, Aire, oxígeno, inspiración

A: agua, hidratación. Mantenerse hidratada

D: la zona de digestión, honrar la zona de la digestión

A: armonizar nuestro flujo de energía

R: rejuvenecimiento y restauración, descanso, dormir

Es Importante Cómo Comemos
Nuestras Opciones Meta Alimentos
Estar Presentes Durante Nuestras Comidas
Los Rituales Para Después de la Comida

Lo Que Nuestras Mentes Están Consumiendo
Mensajes Externos
Pláticas Internas
Bienestar 5

Obstáculos del Bienestar
Zappers
Los Mensajes De Los Antojos
Sustancias Adictivas y Alteradoras del Estado Anímico

¿No es genial darse cuenta de lo mucho que has aprendido ya? ¿Estás notando los cambios y pequeños nuevos hábitos que están apuntando hacia tu verdadero norte? ¿Qué opciones te han inspirado estas Nutri-Gotas hasta ahora?

_____

_____

_____

¿Estarías dispuesta a elegir una cosa de las que has aprendido hasta ahora y comprometerte a hacerla hoy? Si es así, ¿qué cosa elegirías? _____

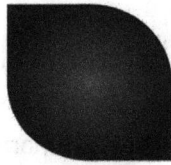

Capítulo Siete
Los Básicos del Vehículo Humano

Nuestros cuerpos son alimentados por muchas más cosas que simplemente los alimentos que consumimos. En este capítulo, nos centraremos en el combustible fundamental para nuestros vehículos humanos, mientras seguimos construyendo una robusta y duradera base para nuestro bienestar.

Nutri-Gota Uno: Nutriendo Nuestras Células
Nutri-Gota Dos: Nutriendo Nuestros Corazones
Nutri-Gota Tres: Descanso y Rejuvenecimiento

Antes de profundizar en la gota de combustible número uno, vamos a hablar del comer y del movimiento sólo por un momento. Quiero mencionarlos ya que son importantes, y hablaremos acerca de esos temas más adelante en esta Guía.

Recibimos tantos mensajes que nos dicen que, si queremos estar saludables y vibrantes, tenemos que comer ciertos alimentos o movernos de cierta manera. Sí, esas cosas son importantes; pero para crear un cambio duradero, es importante construir sobre una base sólida. Es por eso que estamos ordenando las Nutri-Gotas y creando un esquema que nos prepare para el éxito a largo plazo.

Básicos Del Vehículo Humano
Piensa en un momento cuando eras una niña pequeña y estabas jugando, feliz de la vida. Ahora ve a un tiempo en el que te encontrabas frente a un nuevo amor y tu vientre estaba lleno de emoción y amor.

Es probable que el enfoque estuviera en sentirte totalmente viva y presente, y es probable que, a pesar de que la comida no era la prioridad en este momento, probablemente no estabas hambrienta, porque estabas siendo alimentada con el combustible fundamental.

Con eso en mente...

Nutri-Gota Uno: Nutriendo Nuestras Células

En la Nutri-Gota uno, vamos a hablar sobre tres formas en las que podemos nutrir nuestras células: con la higiene respiratoria, de hidratación y energética. Si hay otras formas de nutrir tus células que sean importantes para ti, ¡eso es genial! Nuestro objetivo con la Nutri-Gota uno es que nos enfoquemos en la alimentación de nuestras células, así que, si quieres tomar otro camino para llegar a ese mismo resultado, ¡utilízalo!

Nutriendo Nuestras Células Con La Respiración

Has una respiración normal ahora mismo, mientras estás leyendo. ¿Estás exhalando durante tanto tiempo como estas inhalando? Tu respiración, ¿es superficial o haces respiraciones profundas?

Coloca una mano sobre tu pecho y una mano en tu estómago superior (por encima de tu ombligo y debajo de las costillas). Fíjate qué parte de tu cuerpo se eleva cuando respiras normalmente. ¿Están subiendo ambas manos? ¿Una u otra? ¿Qué observas?

Si el respirar para nutrir tus células ya te resulta fácil e instintivo, ¡celébralo! Eres parte de una minoría de seres humanos adultos modernos, y seguramente tu cuerpo agradece todas esas magníficas respiraciones diarias.

Si te resulta difícil, no estás sola. Simplemente significa que algunos tenemos que trabajar más. Y cuando digo que no estás sola, estoy hablando de mi experiencia personal, y puedo decirte que realmente **se hace más sencillo.**

Recuerdo vívidamente esta mini historia que voy a contarles. A pesar de que es una historia pequeña, casi tan diminuta que parece que no tuviera importancia, y aunque fue hace años, tuvo una impresión duradera en mí, así que la compartiré con ustedes.

Estaba sentada en mi coche después del trabajo, aún en el estacionamiento. Estaba a punto de poner las llaves en la ignición, y entonces me detuve y me dije a mí misma: "No recuerdo cuándo fue la última vez que respiré...!"

Tuve una conversación rápida conmigo misma sobre la urgencia del tiempo y la necesidad de llegar a la guardería antes de la hora programada. Sabía, lógicamente, que respirar profundamente sólo me tomaría 20 segundos, pero realmente sentí que, si elegía tomar esa respiración, podría llegar tarde. Era difícil confiar en mi lógica, pero decidí invertir 20 segundos en mí misma y tomé la respiración profunda.

Mientras inhalaba, conscientemente, no lograba que mi respiración llegara más allá de mi pecho. Había estado estresada todo el día, tratando de cumplir fechas límites y corriendo de reunión a reunión, y en algún momento a lo largo del día, debo haber comenzado a respirar de forma superficial. Mientras estaba sentada allí, comencé a preguntarme cuándo había sido la última vez que había tomado una respiración completa y profunda.

No sé si habían sido horas o días, o incluso más. Lo que sí sé es que me tomó un poco de fuerza de voluntad hacer la elección de priorizar el hacer una respiración.

Cuando finalmente me regalé esa respiración, pude sentir la tensión, acumulada desde el inicio del día, abandonar mi cara y mi cuerpo, y pude sentí cómo se abrían espacios en mi cuerpo, permitiendo que el bienestar fluyera con más libertad.

Cuando pienso en ese momento, todavía siento que mi cuerpo entero aprecia el que decidiera invertir 20-segundos adicionales en mí misma.

Una de las cosas bellas acerca de nuestros cuerpos es que cuidan de nosotros lo mejor que pueden, incluso cuando nosotros no nos estamos cuidando. Así que vamos a tomar un momento para reconocer eso y agradecerles a nuestros cuerpos. ¡Agradece a tu cuerpo!

Puedo decirte varias cosas de esa experiencia:
- Vale la pena seguir practicando. Un minuto de respiración consciente es algo asombroso que puedes hacer para tu bienestar general (o incluso *una* sola respiración consciente, si eso es todo lo que puedes priorizar en este momento)

- Mientras más a menudo te acuerdes de practicar hacer respiraciones profundas, que nutran tus células, más probable será que empieces a hacer respiraciones completas y profundas, incluso en los momentos en los que no estás prestando atención.
- SE HARÁ más fácil con el tiempo. Nacimos sabiendo cómo respirar plenamente.

Simplemente mira a un bebé y verás la increíble y natural manera en la que utilizan sus diafragmas. Podemos regresar a ese estado.

Lo más probable es que no sea tan fácil como esperaras las primeras veces, pero sigue intentando. Valdrá la pena. Si te encuentras pensando que no tienes tiempo para tu salud, recuerda que, el simple hecho de respirar conscientemente puede realmente hacer una gran diferencia en la cantidad de energía que tienes.

Técnicas de Respiración

Vamos a hablar de algunas técnicas de respiración. Pruébalas para ver cuál te gusta más. O, si ya tienes una técnica de respiración que disfrutas, continua con ella. Lo importante es que nutras a tus células con el oxígeno.

Para todas las técnicas de las que hablaremos aquí, la inhalación se hace a través de la nariz. Para recordar eso, piensa en tu anatomía: Nuestras narices tienen filtros en su interior. ¿No es grandioso recordar que los vellos de la nariz sirven un propósito noble? Al respirar por la nariz, estás trabajando con la anatomía de tu cuerpo.

La Exhalación

Respira por la nariz, contén, y luego exhala por la boca. Fíjate, ¿estás exhalando durante tanto tiempo como el que estás inhalando? ¿Por qué importa esto? La exhalación es una mini-desintoxicación. Estamos liberando lo que queda del oxígeno "usado".

Piensa en la inhalación como el proceso de nutrir a cada célula de tu cuerpo con oxígeno, y en la exhalación como la eliminación del aire viciado. Al inhalar disfrutas de oxígeno fresco. Al exhalar haces espacio para la siguiente inhalación.

Practica una exhalación completa ahora y observa cómo te sientes. Cuenta mientras inhalas y luego cuenta mientras exhalas. El objetivo es que la exhalación sea tan larga o más larga que la inhalación. ¡Pruébalo ahora!

Señal Estratégica

Siéntate derecha o recuéstate sobre tu espalda. Coloca una mano en tu pecho y otra en el abdomen superior (por encima del ombligo y debajo de las costillas). El objetivo es que la mano que colocaste en la parte superior de tu abdomen suba y baje a medida que respiras.

Alas de Hada

Imagina la forma de tus pulmones. ¿Puedes ver cómo tienen casi la misma forma que las alas de un hada? Imagina que respiras amorosamente hasta las puntas de tus alas de hada. Cuando exhales, imagina que estás aleteando tus alas de hada. Disfruta de tu amorosa respiración mientras vuelas en la dirección de tu verdadero norte.

Ráfagas

Siéntate recta. Inhala y exhala por tu nariz en ráfagas cortas y de la misma duración. Hay muchas variaciones para esta particular respiración, por lo que puedes experimentar para ver qué es lo que se siente más adecuado para ti.

A mí me gusta hacerlas durante 10 a 15 segundos, seguidas por una agradable respiración constante y luego repetir una segunda ronda.

Nutriendo Nuestras Células Con Hidratación

Cuando era voluntaria del cuerpo de paz, el gobierno de los Estados Unidos nos proporcionó capacitación antes de enviarnos a vivir en las remotas aldeas durante dos años. Un aspecto de nuestro entrenamiento fue la hidratación. Mientras lees esta Guía, tienes la suerte de tener fácil acceso al agua potable, y esa es una razón para celebrar.

Vamos a comenzar desde un lugar de gratitud, mientras comenzamos a pensar en las maneras en las que podemos nutrir nuestro cuerpo con agua. Cosas como el clima, tu nivel de actividad y tu talla juegan un papel importante en la cantidad de agua que debes beber. Lo que significa que puede variar. Es más fácil trabajar con tu cuerpo para encontrar ese equilibrio una vez que el mantenerte hidratada es parte de tu toma consciente de decisiones.

Lo siguiente que me gustaría a cubrir es el color de tu orina. No quería espantarte al avanzar directamente sobre ese tema, pero ahora que estás lista, vamos a hablar sobre ello. Como un indicador general, si es amarilla clara, es probable que estés en ese dulce estado de hidratación. Si es clara como el agua, puede que estés bebiendo demasiada agua. Si empieza a volverse medio amarilla obscura, es un signo que probablemente no estás bebiendo suficiente agua.

Debes tomar en cuenta que hay algunos suplementos que pueden cambiar temporalmente el color de tu orina. ¡Comer remolachas también puede cambiar su color! Si tienes alguna duda, consulta a tu médico.

La hidratación es un componente importante para el saludable funcionamiento de nuestro cuerpo (y nuestro cerebro). Hay muchos estudios científicos que respaldan la importancia de mantenerse hidratada. Nuestro cuerpo necesita agua para funcionar correctamente. Piensa en tu sangre bombeando a través de tu cuerpo, transportando nutrientes y oxígeno a todas las células de la sangre. O en la saliva, que inicia tu proceso de digestión. O en tu sudor, que regula la temperatura de tu cuerpo. Desde una perspectiva visual, cuando nos deshidratamos, la piel se ve menos elástica y joven.

Otra razón más para hidratarse es que, al hacer ejercicio, puedes maximizar tu potencia y tu resistencia y reducir la fatiga. Además, si eres una mamá o una tía o un modelo para algún grupo de pequeños, el mantenerse hidratada les modelará los saludables hábitos de beber agua. Espero que para ahora ya hayas encontrado tu motivación, ¡ahora vamos a hablar de cómo divertirnos al beber agua!

Dos consejos y medio para tomarte toda el H_2O que necesitas a diario.

Consejo H_2O número uno

Lleva un vaso o botella grande de agua contigo a la cama y déjala la cabecera. En la mañana, comienza tu día bebiéndola. ¿Con cuánta agua comenzarás el día? Puedes experimentar con la cantidad, para que logres averiguar cuál es con la que te sientes cómoda. Un gran punto de partida es de 10 a 12 onzas de agua.

Consejo H_2O número dos

Los siguientes dos y medio tienen que ver con el hacer más interesante tu ingesta de agua. Si beber agua durante todo el día no es fácil para ti, puedes intentar crear un bar de agua. El bar de agua consiste en complementos divertidos y saludables que puedes agregar al agua para hacerla más divertida. ¿Cuáles son algunos ejemplos de estos complementos? Una rodaja de limón, una ramita de menta, arándanos orgánicos congelados. ¿Puedes pensar en otras cosas que podrías añadir a tu bar de agua?

Aquí están algunas ideas más... fruta de bajo índice glicémico como lima o frambuesas, hierbas orgánicas como la albahaca o una rodaja de pepino. ¿Alguno de estos te suena atractivo? ¿Cuál (o cuales) estarías dispuesta a probar esta semana? ¿Qué día estás pensando hacerlo? ¿Puedes visualizarte a ti misma disfrutando de su deliciosa agua refrescante? ¿Puedes visualizarte partiendo la fruta y preparándola sobre una tabla de cortar en tu cocina? ¿Puedes visualizarte guardando la botella ya preparada en la nevera?

Consejo H$_2$0 medio

La otra mitad de consejo es llevar el bar de agua a nivel un poco más elevado. Si de vez en cuando tomas una bebida después de la comida, podrás querer prestar atención a si lo que buscas son los efectos del alcohol o si podría ser el ritual que has creado alrededor de esa bebida.

¿Cómo te tomas esa bebida después de la comida? ¿Es un momento del día que hayas destinado para relajarte? ¿Te hace respirar más profundamente? ¿Te permites a ti misma tener un momento tranquilo, mientras te tomas el primer sorbo? Observa cómo te tomas esa bebida.

Piensa en cómo crear un ritual a base de agua con los mismos elementos. Por ejemplo, si tienes un ritual que incluya una copa de vino, intenta tomarte uno o dos vasos de Pellegrino (agua mineral) en un vaso de vino con arándanos congelados. A pesar del alto precio que puedes tener que pagar por una botella de Pellegrino, cuando comparas el costo de un vaso de tu vino o bebida favorita, podrías darte cuenta de que, en realidad, estas ahorrando dinero. (Además del maravilloso efecto de la hidratación.) Si lo que buscas es una bebida caliente, tal vez una taza de agua caliente con limón pueda saciar su sed y sustituir tu ritual. ¡Salud a tu hidratación!

Nutriendo Nuestras Células con Fluido Energético

El flujo de energía es un asunto sobre el que se habla de manera regular en muchas culturas. Creo que algún día de nuestras vidas será más común que midamos nuestro cuerpo energético, y con esos dispositivos de retroalimentación del futuro, la higiene energética probablemente se convertirá en una práctica mucho más común. Sin embargo, por ahora, reconozco que esta sugerencia puede no parecerte totalmente cómoda. Por lo tanto, ofrezco esto como una consideración y si resuena contigo, ¡grandioso! Y si no, eso también está bien. Es simplemente para que reflexiones sobre ello.

Mientras te mueves, durante todo el día, observa si estás sosteniendo tensión en tu cuerpo. Nota si aprietas tus músculos o contienes la respiración. Considera lo que eso puede significar si, de hecho, tenemos corrientes de energía corriendo a través de nuestros cuerpos y nutriendo nuestras células. Si visualizas la energía como agua (algo tangible, y, por lo tanto, más fácil de visualizar), imagina lo que sucede cuando se bloquea el agua, amontonada en un charco, estancada y vieja. ¿Puedes visualizar la diferencia entre el agua que fluye y la estancada? ¿Cuál parece estar llena de vigor y vitalidad? ¿Cuál querrías que fluyera a través de ti?

Si todavía estás conmigo y todavía te sientes cómoda con el tema, haz un autoexamen y fíjate dónde puede estar bloqueado el flujo de tu cuerpo. Una vez que identifiques un punto, prueba a ver si puedes respirar con tu atención enfocada en esa zona y aflojar esa tensión o bloqueo. ¿Por qué no lo intentas ahora mismo?

Si lo intentaste, ¿cómo te sentiste?

Nutri-Gota Dos:
Nutriendo Nuestros Corazones

Una de nuestras necesidades humanas es la conexión. Cuando no buscamos formas para llenarnos a nosotras mismas con conexiones positivas, a veces recurrimos a enfoques poco saludables.

Estos pueden ser comer, o algunas otras conexiones fallidas a corto plazo. Nutrir nuestro corazón y alimentarlo con conexiones saludables no requiere de un socio romántico. Incluso si tienes un socio romántico que ilumina tu mundo, el nutrir nuestros corazones comienza con nosotras mismas.

Hay muchos enfoques diferentes para llenar nuestra necesidad de nutrir nuestros corazones. La clave es elegir CONSCIENTEMENTE cómo te nutres con las conexiones. A continuación, se muestran algunos ejemplos de cómo podemos nutrirnos a nosotras mismas con amor y conexión.

Haciendo Voluntariados o Trabajos Comunitarios
Una increíble manera de mejorar nuestras vidas, y al mismo tiempo agregar valor a las vidas de los que nos rodean, es conectarse a través de la participación en un voluntariado o en trabajos comunitarios, donando nuestro tiempo. El tiempo es un recurso muy valioso, así que puede ser que sólo tengamos una escasa cantidad de él que puedas aportar para el voluntariado. Eso está bien. Echa un vistazo a tu tiempo y decide qué cantidad de puedes asignar y aún sentirte cómoda, sin caer en el

agotamiento y sin ir más allá de su punto de resentimiento. Una vez que determines cuál es esa cantidad de tiempo, puedes comprometerte a dar toda tu atención, focalizada, centrada y sincera, mientras ejerces el voluntariado, sin importar qué tan grande o pequeño es el intervalo de tiempo.

Conéctate contigo misma
Una manera poderosa para satisfacer nuestra necesidad humana de amor y conexión es amarnos y conectarnos con nosotras mismas. Podemos hacerlo aceptándonos tal y como somos. Brillamos más cuando vemos, aceptamos y amamos todos los **matices de nuestra humanidad.**

Conexión auténtica con aquellos a quienes amamos
¿Cómo nutrimos nuestros corazones con una conexión auténtica? Al ver, aceptar y apreciarnos a nosotras mismas tal y como somos, **y** a nuestros seres queridos. Nuestra capacidad de aceptar a otras personas a menudo se relaciona con nuestra aceptación de nosotras mismas, porque la conexión con uno mismo es parte de la ecuación.

Practicas Espirituales / Religiosas
Si tienes una práctica religiosa o espiritual que resuena contigo y te alimenta, esa puede ser otra hermosa forma de conectar y nutrir tu corazón.

Hasta ahora hemos hablado de cuatro ejemplos de cómo podemos nutrir la conexión amorosa. ¿Qué otras maneras de nutrir tu corazón te vienen a la mente?

Creatividad

¿Por qué no expresarte creativamente? ¿Te agradaría eso? La creatividad no se limita a las artes tradicionales. Podría ser la manera en la que cortas la rodaja de limón para tu bar de agua. Puedes ser creativa incluso hasta con tus hojas de cálculo o cualquier otro documento con el que trabajes.

Los nutrientes vienen de expresarte tú misma. ¿Cómo te expresas creativamente en este momento? ¿De qué otra manera podrías desear expresarte creativamente?

Perdón

Cuando acumulamos ira o resentimiento y las llevamos a cuestas, nos estamos impidiendo llegar a nuestro máximo potencial en la nutrición de nuestros corazones. Cuando perdonamos, se nos reduce la carga que llevamos sobre nuestro propio bienestar. No siempre es fácil de hacer, y no siempre es nuestra primera reacción humana. Si encuentras que te mantienes regresando a cierta persona o a cierto acontecimiento y repites las acciones una y otra vez, puede ser un signo que no estás logrando tu máximo bienestar.

Algo que podrías considerar es permitirte cualquier reacción natural que tengas, incluso si no se trata del perdón. Observa tu reacción y fíjate si se hace persistente o debilitante. Comienza haciéndote preguntas. Se curiosa contigo misma. Comienza a pintar la imagen de tu vida de aquí a seis meses o a dos años, si decides liberarte.

<u>Diversión</u>
Una divertida manera de nutrir nuestro corazón... ¡divertirse! Cualquiera que sea tu definición de diversión... si es el reírte o practicar senderismo en la naturaleza, bailar a la luz de la luna, escribir, escuchar música, cocinar, salir con amigos... hay muchas maneras de aumentar la vitalidad, divertirse, y alimentar nuestros corazones en el proceso.

TAREA IMPORTANTE
Aquí está tu tarea de la Nutri-Gota dos: Trata de hacer algo divertido esta semana. Incluso si estás sumamente ocupada y todo lo que puedes dedicarle es un total de 15 minutos, ¡hazlo!

Nutri-Gota Tres:
Descanso Y Rejuvenecimiento

Equilibrar todas las piezas importantes de nuestras vidas puede ser un reto para muchas de nosotras, lo que hace que tengamos una noche completa de sueño casi imposible. Es complicado, porque no sabemos cuánto tiempo vamos a tener en estos vehículos humanos para experimentar toda la alegría que la vida tiene para ofrecernos; y, sin embargo, nuestros vehículos humanos es nuestro modo de movernos durante el tiempo que estemos aquí. Mientras más amables seamos con nuestros cuerpos, más vigor y vitalidad tendremos para disfrutar del tiempo que estemos aquí.

Además, dormir lo suficiente puede **mejorar la función cognitiva**, y la falta de sueño puede causarnos antojos. ¿Qué prefieres experimentar?

¿Quieres apoyar a tu cuerpo para que logre dormir una cantidad óptima de sueño? Crea un ritual antes de dormir. Un buen punto de partida para crear tu ritual es calcular el tiempo en el que debes irte a cama.

Piensa cuánto tiempo necesitas para despertarte en la mañana y luego cuenta hacia atrás, para saber a qué hora tendrías que irte a ir dormir para despertar descansada. Luego determina el tiempo que generalmente tardas en dormirte, y eso te dará el tiempo en el que deberás irte a la cama. Si el ver este número escrito en papel te evoca una sensación de presión, entonces ¡*Sí!* *¿Has descubierto un bloqueador de bienestar!*

Sé, créeme que sé, que cuando realmente estudias tu **presupuesto de tiempo,** eso te conduce a un ejercicio de cómo deseas priorizar. A pesar de lo complicado que resulta tomar decisiones de calidad sobre aquello a lo que quieres decir que no, es importante tomar esas decisiones conscientes, en lugar de no verlas e, inadvertidamente, sacrificar tus prioridades más altas.

Piensa en qué actividades haces justo antes de acostarte. Una de ellas será preparar el agua y colocarla en cabecera, para tu rutina de hidratación por la mañana. ¿Qué otras actividades haces? ¿Qué haces mientras te preparas para la cama? Una vez que hagas la lista de todo ello, comienza a visualizar el orden en el que haces estas cosas. ¿Es el mismo procedimiento cada noche? Ahora averigua cuánto tiempo te llevará hacer estas actividades. Eso te dará la hora en la que querrás iniciar tu ritual nocturno.

Cuando haces el pequeño cambio en tu lenguaje y empiezas a pensar en estas actividades como un ritual, le indicas a tu cuerpo que te estás preparando para dormir, lo que puede prepararte positivamente para una noche de sueño más reparador.

Cuanto más claramente nos comunicamos con nuestros cuerpos, más probable es que estemos en armonía con nosotros mismos y profundicemos en nuestro bienestar.

Otras técnicas para promover un sueño reparador incluyen:

- Si tu horario te lo permite, intenta entrar en un patrón para irte a dormir aproximadamente al mismo tiempo cada noche.
- Si tomas cafeína, no la bebas después de cierta hora. Puedes experimentar con tu propio cuerpo para que sepas cuál es la hora óptima. ¿Es al mediodía? ¿Antes de eso?
- Para tu hidratación, considera ralentizar o detener el consumo de agua un par de horas antes de acostarte, para evitar la interrupción del sueño por tener una vejiga llena.
- Considera apagar tu teléfono celular una hora antes de irte a la cama.
- Considera permanecer lejos de los electrónicos, la TV y tu computadora, por aproximadamente una hora antes de irte a la cama, por lo menos unas cuantas noches a la semana.

- Si tu cabeza todavía está llena de pensamientos que te mantienen despierta, toma una enorme respiración, con el objetivo de despejar tu mente y prepararla para un sueño reparador. Incluso puedes encontrar que la solución para lo que sea que te mantiene pensando se hace más evidente cuando te despiertas renovada y rejuvenecida.

Rejuvenecimiento

Además de dormir, ¿crees que haya otras maneras en las que puedas rejuvenecer? Puede no ser realista el hacer el tiempo suficiente para descansar por completo por las noches, además de agregar tiempo adicional para el rejuvenecimiento en este momento, pero vamos a tocar el tema brevemente de manera que podamos plantar una semilla de aspiración de lo que vendrá.

Podría ser algo simple, como tomar un baño caliente con música, o poner los pies descalzos en el pasto por cinco minutos (durante el verano). Toma unos minutos ahora mismo para pensar o escribir algunas de las actividades que te hagan sentir rejuvenecida.

¿Cuál es el elemento de tu lista en el que invertirías el menor tiempo? ¿Crees que es posible incluir ese tiempo en tu horario para hacerlo en la próxima semana? Si no es posible ahora mismo, ¿puedes mirar hacia el futuro, a un mes desde hoy y agendar un poco de tiempo para tu rejuvenecimiento? ¿Cuál es tu cosa favorita en tu lista de rejuvenecimiento? ¿El sólo pensar en ello te hace sonreír? A veces el rejuvenecimiento es simplemente una cuestión de enfocarse en lo que nos hace sonreír.

Revisión de Nutri-Gotas

Ahora que ya hemos hablado con más detalle sobre nuestras Nutri-Gotas Básicas del Vehículo Humano, vamos a revisarlas:

Nutri-Gota Uno: Nutriendo Nuestras Células
Nutri-Gota Dos: Nutriendo Nuestros Corazones
Nutri-Gota Tres: Descanso y Rejuvenecimiento

A continuación, hablaremos de nuestro Terreno Interior, que incluye la sensibilidad a ciertos alimentos y nuestras hormonas. Pero primero, revisemos los Datos Claves Para Recordar de este capítulo.

Datos Claves Para Recordar

Básicos del Vehículo Humano

Nuestros cuerpos se nutren con muchas más cosas que simplemente los alimentos que consumimos. En este capítulo, nos enfocamos en el combustible fundamental para nuestros vehículos humanos.

Nutri-Gota Uno: Nutriendo Nuestras Células

* Agradezco que mi cuerpo respire, esté o no concentrándome en mi respiración.
* Mi objetivo es recordar tomar respiraciones profundas, que nutran mis células, cada día.
* Es maravilloso estar hidratada.

Nutri-Gota Dos: Nutriendo Nuestros Corazones

* Elijo afrontar mi necesidad humana de conexión nutriéndome con conexiones positivas.
* Mi objetivo es hacer elecciones conscientes de cómo nutrir a mi corazón

Nutri-Gota Tres: Descanso y Rejuvenecimiento

* Consideraré crear un ritual nocturno, para irme a la cama.
* Estoy dispuesta a planificar un poco de tiempo para mi rejuvenecimiento.

Capítulo Ocho
Terreno Interno

En este capítulo, hablaremos sobre nuestro Terreno Interno y de las cosas que podemos hacer para mantener feliz a nuestro interior. Las tres Nutrí-Gotas de combustible son:

Nutri-Gota Uno: Sensibilidades Alimenticias
Nutri-Gota Dos: Barriga Feliz
Nutri-Gota Tres: Hormonas

Nutri-Gota Uno:
Sensibilidades Alimenticias

Vamos a empezar con las sensibilidades alimenticias, ya que, como te puedes imaginar, es probable que tu vientre no esté muy feliz si tú estás comiendo alimentos que no le sientan bien a tu cuerpo.

Si tienes una extrema y evidente alergia o una sensibilidad a los alimentos, es probable que ya lo sepas, y si es bastante incómodo, probablemente te alejaras de lo que te lo produce. Si no es terriblemente incómodo, probablemente dependerá de qué tan sabroso sea si lo evitas completamente o si lo comes de vez en cuando. De cualquier manera, es probable que tu sepas sobre esto. Sin embargo, ¿qué pasa si no es una reacción tan obvia?

Cuando la reacción no es extrema ni inmediata, no siempre podemos asociar el alimento específico que la pueda haber causado. Nuestros vehículos humanos son tan complejos; y existen tantas interacciones en nuestros cuerpos, que es realmente asombroso. El desafío al navegar a través de esta complejidad es que, a pesar de lo avanzadas que son nuestras ciencias en ciertos aspectos, todavía no somos capaces de medir el impacto de cada alimento y cada ingrediente que consumimos, debido a que hay miles de variables.

Cuando nos enfocamos en todos los productos químicos, interacciones biológicas y eléctricas de nuestros cuerpos, esto puede llegar a ser desalentador. Recordémonos que nuestros vehículos humanos son complejos, pero que nuestra sabiduría interior tiene un conocimiento que nos sostiene. Con la mentalidad de aprovechar cualquier ciencia que esté disponible, Y ADEMÁS confiando en nuestra sabiduría interior, vamos a hablar más sobre las sensibilidades alimenticias.

Las sensibilidades alimenticias pueden aparecer en muchas formas. Algunos síntomas comunes de las sensibilidades alimenticias son la hinchazón, la urticaria, las migrañas, la confusión y la lentitud.

Es complicado, porque puedes experimentar estos síntomas como resultado de las sensibilidades alimenticias, o de algo que no sea un alimento. Se pone aún más complicado, pero no te preocupes, también hablaremos de las soluciones... se pone más complicado porque los tiempos de respuesta pueden variar. A veces son inmediatos, y a veces tardan un par de horas o un par de días.

Cuando nutrimos nuestros cuerpos con alimentos a los que tenemos sensibilidades nos estamos nutriendo, pero al mismo tiempo, también estamos creando más trabajo para nuestros cuerpos. Así de increíbles como son nuestros cuerpos, tienen que tomar algunas decisiones sobre dónde aplicar sus recursos. Si ingerimos un alimento que nuestro cuerpo no tolera bien, nuestro cuerpo aplicará algunos de sus recursos para responder a los alimentos que lo ofenden.

Cuando nos hacemos más conscientes de cómo están reaccionando nuestros cuerpos, somos capaces de tomar decisiones más informadas acerca de qué nutre a nuestros cuerpos de la manera adecuada.

Plan de Acción, Sensibilidades Alimenticias
Paso 1: Darse Cuenta
Empieza a prestar atención a cómo te sientes. Examínate a ti misma con regularidad. Cuando estás eligiendo entre una comida con menos ingredientes o más ingredientes, si disfrutas ambas, considera optar por una con menos ingredientes.

Paso 2: Toma De Decisiones Conscientes y Recopilación de Información
La toma de decisiones conscientes no es establecer nuevas reglas para los alimentos, se trata de tomar decisiones. Es útil entender las consecuencias de las opciones que estamos haciendo, en lugar de caminar sintiéndonos *decaídos* y no saber por qué.

Para darte un ejemplo, yo tengo una sensibilidad alimenticia a los tomates y a la levadura. Antes de que reconociera que eran esos específicos alimentos, me di cuenta que cada vez que comía pizza, me sentía súper cansada e inflamada ¿Qué hice después de que me di cuenta de que cada vez que comía pizza no tenía la energía para hacer las cosas que me nutrían y me traían más felicidad? Al principio decidí que solo iba a comer pizza el viernes por la noche, porque resultaba ser tiempo en mi agenda en el que era generalmente aceptable estar cansada y caía en el sofá a ver una película o simplemente me iba a la cama más temprano. Esto es a lo que me refiero cuando hablo de la toma de decisiones conscientes. Curiosamente, llego un momento en el que ya no valía la pena para mí. Aunque no tengo ninguna regla personal que diga que no puedo comer pizza, elijo no hacerlo porque he experimentado las consecuencias de esa elección lo suficiente para saber que, en mi cuerpo, las ventajas de comer una deliciosa rebanada de pizza no son mayores a los contras.

Paso 3: Empieza a llevar un diario de sensibilidades alimenticias

Cada vez que te des cuenta de que no te estás sintiendo de lo mejor, si estas inflamada, te sientes abotagada, o notas más mucosidad de la normal, o sufres de una migraña... aunque no creas que ningún alimento está relacionado, escríbela. Cuando anotes los síntomas, también intenta recordar lo que comiste y cuándo. Si lo recuerdas, incluye en tu diario de lo que acabas de comer, lo que te comiste hace un par de horas atrás, lo que comiste durante las últimas 24 horas y durante las últimas 48 horas. A medida que vayas recogiendo esta información poco a poco, con el tiempo, podrás observar un patrón.

Aquí hay algunos ejemplos para alertar a tu mente y que esté pendiente de tus patrones:

- Tal vez cada vez que comes cierto platillo, 15 minutos más tarde te sientes inflamada.
- O tal vez cada vez que comes cierto platillo, una hora más tarde se te antoja un cierto alimento.
- O cada vez que consumes cierto platillo, a la mañana siguiente notas tus manos un poco hinchadas
- O sientes resaca, aun cuando no hayas bebido nada de alcohol.
- O cada vez que comes alguna comida o un platillo, sufres de secreción nasal dos días más tarde.

Cuando observas un patrón, entonces puedes ir al paso 4, a explorar más. Podemos recopilar mucha información si prestamos atención y tomamos notas aquí y allá.

Paso 4: Exploración Extendida

Si sospechas que tienes una sensibilidad alimenticia, te recomiendo que elimines ese alimento durante 21 días y luego lo reintroduzcas y observes cómo responde tu cuerpo. ¿Por qué 21 días?

El primer lugar en el que estuve expuesta al concepto de un período de 21 días fue hace veinte años, cuando leí el libro de *El Poder de La Dieta Inmune,* del Dr. Berger. En ella, compartió su propia investigación en cuanto a por qué pensó que 21 días era la cantidad correcta de tiempo, basándose en su experiencia como médico, trabajando con muchos pacientes. Desde entonces, además de que yo la utilizo como una herramienta, ha habido muchos programas que usan esa misma fórmula de 21 días con éxito. Es una poderosa herramienta, y si resuena contigo, te la recomiendo. Una vez que hayas eliminado un alimento durante 21 días, cuando lo vuelves a reintroducir la respuesta será, generalmente, más evidente. La respuesta observable te da la información necesaria para que tomes una decisión informada acerca de si deseas comer ese alimento en particular.

El pasar 21 días sin consumir un alimento que disfrutas, ¿te resulta un reto? Definitivamente puede ser así, pero yo no recomiendo la ignorancia deliberada. Si sospechas que tienes una sensibilidad alimenticia, es mejor investigarlo. Si hay un alimento específico sin el que no puedas vivir durante los 21 días, podías echar un vistazo más profundo a esa idea. Todos tenemos alimentos que nos encantan, pero 'disfrutar' y ' depender de ' son dos cosas diferentes. Como siempre, se amable contigo misma al explorar lo que es adecuado para ti y tu cuerpo.

Sensibilidades Alimenticias Comunes

Si estás interesada en acelerar el proceso de encontrar tu sensibilidad alimenticia, puedes eliminar alimentos que comúnmente te causan sensibilidades y luego, lentamente, reintroducirlos uno a la vez.

Si estás pensando en eliminar varios alimentos al mismo tiempo, el consejo que te voy a dar es que, el eliminar varios alimentos a la vez tiene algunos pros y algunos contras. Te dará la oportunidad de reunir datos más rápido, pero también significa que tendrás que ser muy paciente, ya que deberás reintroducir los alimentos uno a la vez, y no más de uno cada tres días. No subestimes ese lapso, porque cuando agregas tres días en al extremo de un período de 21 días, tienes más de 21 días, así que elige sabiamente.

¿Cuáles son los alimentos comunes? Compartiré tres listas contigo. Una es de la CDC. (La CDC es, por sus iniciales en inglés, el Centro para el Control y la Prevención de Enfermedades de los Estados Unidos, que es un instituto nacional de salud pública). La segunda es de Los Siete Siniestros del Dr. Stuart Berger, y voy a explicarte por qué he incluido esa lista. La tercera es mi Top personal.

Lista CDC

Vamos a empezar con la lista de CDC. En 2008 la CDC publicó un documento que indica que hay ocho tipos de alimentos que causan más del 90% de reacciones alérgicas entre los menores de edad en los Estados Unidos. Los ocho alimentos fueron:

1. Leche
2. Huevos
3. Cacahuates
4. Nueces de Árbol
5. Pescado
6. Mariscos
7. Soya
8. Trigo

La Lista del Dr. Berger

La lista del Dr. Berger incluye algunos de los mismos elementos que están en la lista CDC. La razón por la cual también estoy incluyendo lista del Dr. Berger de sensibilidades alimenticias comunes es por tres razones. Uno, la investigación del CDC estudió a personas menores de dieciocho años. En segundo lugar, la lista de CDC es sobre alergias a los alimentos, y por lo general, cuando tienes una alergia, ya sabes de ella. La otra razón importante por la que estoy incluyendo lista del Dr. Berger es porque la lista de los CDC no incluye ni el azúcar ni el maíz, y hay muchos recursos bien investigados que sugieren que muchas personas tienen reacciones a estos alimentos.

Los elementos en común con la lista de CDC son: leche, huevos, soya y trigo. Además, su lista incluye: caña de azúcar, maíz y levadura.

La lista Top de Simona

Mi lista comienza con los "siete siniestros" de la lista del Dr. Berger. También incluye los mariscos de la lista de CDC. Además, mi lista agrega las solanáceas y el MSG (glutamato mono sódico).

¿Cuáles son los solanáceas? 'Solanáceas' es el término usado para un grupo de plantas que incluye a los tomates, berenjenas, pimientos, patatas blancas (pero no patatas dulces) y paprika. Para aquellos que tienen sensibilidades alimenticias a las solanáceas, una de las maneras comunes en las que se presenta esta sensibilidad es con inflamación, y la inflamación no ayuda a tener un Terreno Interior sano. El MSG se encuentra en la lista debido a su larga lista de reacciones adversas comunes.

La lista no están en orden de importancia, ya que el más importante es que le provoca la sensibilidad a uno.

La lista Top de Simona:
1. Leche
2. Huevos
3. Soya
4. Trigo
5. Maíz
6. Levadura
7. Caña de Azúcar
8. Mariscos
9. Solanáceas
10. MSG

Cerrando la Nutri-Gota Uno

En la Nutri-Gota uno hablamos de prestar atención a cómo te sientes y a tomar algunas notas que con el tiempo te ayuden a notar si hay algún patrón que pueda sugerir una correlación entre lo que comiste y cómo te sentiste. También hablamos de eliminar cualquier alimento sospechoso durante 21 días y luego observar cómo te sientes cuando vuelves a ingerirlo. Hablamos de tomar decisiones informadas. ¡Deseo que todo de que comas te brinde salud y armonía por dentro!

Nutri-Gota Dos: Barriga Feliz

Una Barriga feliz, o realmente un tracto digestivo feliz, es uno que puede asimilar los nutrientes que le ofrecemos a nuestro cuerpo y eliminar el resto.

Ya hemos practicado un par herramientas en nuestro camino para tener una barriga feliz. Vamos a revisar esos primero, antes de poner en marcha la Nutri-Gota Dos.

Herramientas Para Una Barriga Feliz

Una herramienta es masticar. En nuestro capítulo de *Es Importante Cómo Comemos*, una de las Nutri-Gotas fue el estar presentes en nuestras comidas, y fue una de las técnicas de que hablamos masticación. Cuando estamos presentes en nuestras comidas, también estamos apoyando a nuestro Terreno Interno sano. Masticar es el inicio del proceso mecánico y químico de la digestión.

Masticar

¿Por qué es masticar una herramienta para un tracto digestivo feliz?

• La masticación desgarra el bocado que pones en tu boca en partículas más pequeñas que pueden ser digeridas más fácilmente.

• Al masticar, estamos enviando señales al resto de nuestro aparato digestivo para que se prepare para la digestión.

• La saliva contiene enzimas digestivas, lo que significa que cuanto más mastiques, más tiempo tienen las enzimas para empezar a romper los alimentos que estás comiendo.

Puede que no recordemos masticar bien cada comida, o incluso todos los días, pero ahora que sabes lo importante que es, puede que mastiques durante más tiempo. Cuando mastiques más, nota cómo te sientes una hora más tarde o un día después. Fíjate en tu nivel de energía. Masticar un poco más puede realmente hacer una gran diferencia.

Mientras más a menudo mastiques bien, más fijarás el hábito. Estos pequeños ajustes pueden llevarnos muy lejos en nuestro camino del bienestar vibrante. ¿Crees que usted puedes comprometerte de vez en cuando, cuando pienses en ello, a masticar durante más tiempo cuando comes?

La Zona de la Digestión

La otra herramienta que ya tienes en tu cinturón de herramientas para una barriga feliz es la **D** en R-A-D-A-R, la zona de la digestión. En el capítulo de Las 5 Bases Diarias, hablamos de darle tiempo a nuestro cuerpo para convertir el alimento que ya comimos en nutrimentos. Eso significa estar consciente de cuánto tiempo esperamos entre las comidas y los aperitivos. Cuando honramos la zona de digestión, le damos tiempo a la comida para que viaje a través del tracto digestivo y sea descompuesto químicamente y convertido en energía.

Un beneficio clave de honrar la zona de digestión es que tendremos más energía. Y ¡el hacerlo no nos quita tiempo de nuestro ajetreado día! Para conocer los pasos para calcular el tiempo entre las comidas, revisa el apéndice de tu Guía o visita nuestro sitio web FueltheBodyWell.com. También puedes encontrar una aplicación gratuita de la Zona de Digestión en la tienda iTunes.

¿Puedes visualizar cuando vas a tener tu próxima oportunidad para honrar a la zona de digestión? ¿Cuándo será? ¿Hoy? ¿Mañana? La razón por la que nos tomamos el tiempo para visualizarla es porque cuando tú te imaginas el hacerlo, te estás preparando para alcanzar un mayor éxito en el camino de tu bienestar.

El ecosistema en nuestros intestinos

Todavía estamos hablando de nuestras barrigas felices, pero estamos a punto de cambiar nuestra discusión a las bacterias en nuestros intestinos. Hay muchas cosas sucediendo en nuestros intestinos. Es un ecosistema lleno de organismos vivos. Los científicos están de acuerdo en que hay una enorme cantidad de bacterias en nuestros intestinos, y también están de acuerdo en que algunas de estas bacterias pueden ser consideradas "buenas" o beneficiosas, y otras pueden ser consideradas "malas" o nocivas. Sin embargo, cuando se trata de la cuestión de cómo alimentar a los organismos vivos en nuestro intestino para obtener un bienestar óptimo, los mensajes se mezclan.

Cuando se mezclan mensajes, me gusta observar la situación desde varios ángulos. Observo la investigación, la larga historia humana (versus la moda del momento), a la experiencia de los expertos en el campo que vivieron antes que yo, y en la experiencia personal. Armada con esa información, podemos prestar atención a lo que funciona para nuestro cuerpo. ¿Estás lista para darte cuenta de lo que funciona para tu propio cuerpo?

Vamos a empezar con esa información de base para que tengas un punto de partida. Además de nutrir nuestro cuerpo con opciones nutritivas, la salud intestinal óptima incluye alimentar a las bacterias beneficiosas y no a las bacterias dañinas. Dos de las recomendaciones más comunes para lo que debe comerse y lo que no, para la salud intestinal, son:

1. Comer alimentos fermentados, como el chucrut o el kimchi.
2. Comer menos azúcar

¿Por qué el chucrut?

El proceso de fermentación produce pro bióticos que reponen y alimentan a las bacterias beneficiosas del intestino. Una ventaja añadida es que el chucrut es una gran herramienta en nuestro cinturón de herramientas para combatir los antojos. Si no te gusta el chucrut ni el kimchi, puede que desees considerar un prebiótico. Puedes hablar con tu médico o nutriólogo para que te recomiende el mejor para ti.

¿Por qué la recomendación de comer menos azúcar?

El azúcar alimenta a las bacterias dañinas. Es interesante pensar en el azúcar durante la historia de la humanidad para darse cuenta que, durante la mayor parte de nuestra existencia como seres humanos, la falta de alimentos era mucho más que una preocupación de llenar en exceso nuestros estómagos. Como especie, gravitamos hacia la deliciosa comida dulce, como las frutas frescas, locales, de temporada. Sin embargo, cuando avanzas sobre la línea de tiempo de la historia, verás que el azúcar pasó de ser algo que comíamos cuando encontrábamos fruta estacional, a ser algo que se cultivaba, pero cuyo precio era tan alto, que sólo unos pocos podían permitirse el lujo de pagarlo. Luego, las mejoras industriales a mediados del siglo XVIII, lograron reducir su costo y aumentar su demanda.

Según el fisiólogo y nutricionista John Yudkin en su libro *Pura, Blanca y Mortal*, la producción del azúcar creció de 3,8 millones de toneladas métricas en 1880 a 101 millones de toneladas en 1980. Según el USDA (Departamento de Agricultura de Estados Unidos), la producción de azúcar para el año fiscal de 2013/2014 fue 175,7 millones de toneladas métricas. ¿Qué tiene que ver esto con nuestras barrigas felices? Es un recordatorio de que, comer la cantidad de azúcar que comemos hoy en día, es una nueva tendencia humana, y a medida que mejora nuestra capacidad para medir el impacto de ese cambio, estamos aprendiendo que aumentar nuestro consumo de azúcar tiene un impacto notable en nuestro bienestar general.

No estoy sugiriendo que cambiemos el azúcar por sustitutos químicos. Lo que estoy sugiriendo es, simplemente, que estés consciente de cuando esté comiendo azúcar y, cuando sea posible, consideres reducir tu consumo, sin hacer reglas extremas sobre la comida que te dejen sintiéndote necesitada y con ganas de rebelarte contra ti misma.

¿Qué más podemos hacer para apoyar a nuestras barrigas felices?

A medida que nutrimos y alimentamos nuestros cuerpos de una manera que fomenta la asimilación de los nutrientes, así como la eliminación de los subproductos que nuestro cuerpo no necesita, estamos apoyando a nuestras barrigas felices. Ya hemos hablado de algunas grandes formas en las que podemos nutrir y alimentar a nuestros cuerpos, incluyendo el estar consciente de nuestro estrés negativo y comer alimentos que sean nutritivos.

Otra herramienta es el movimiento, sobre el que hablaremos en el capítulo once. Si estás buscando más herramientas para apoyar tu barriga feliz, hablemos de las enzimas.

Ann Wigmore, naturópata y homeópata del siglo XX, fundadora original del Instituto de salud Hipócrates en Boston y fundadora del Instituto de Salud Natural Ann Wigmore en Puerto Rico, destacó la importancia de mantener un ambiente interno equilibrado en el intestino al comer alimentos ricos en enzimas, así como evitar los alimentos que alteran el equilibrio del intestino.

Ella habla en detalle acerca de las importantes enzimas y su papel en la digestión, pero de lo que me gustaría hablar contigo aquí es un aspecto visual que ella dio, y que yo utilizo como una herramienta para enfocar mis pensamientos hacia la elección de opciones positivas para nuestros intestinos. Cuando pensamos en nuestras enzimas como en una cuenta bancaria, eso simplifica nuestras opciones. Podemos tomar decisiones para "depositar" o añadir a nuestra cuenta de enzimas, tales como comer alimentos nutritivos. Y podemos tomar decisiones que "retiran" de nuestra cuenta de enzimas, como comer alimentos procesados y llenos de químicos. El objetivo es mantener nuestras enzimas en números positivos.

¿Qué opinas de esa imagen? ¿Te motiva a querer mantener un balance positivo? Antes de cerrar esta Nutri-Gota, pensemos en una pequeña acción que podemos tomar hoy y que aporte más felicidad a nuestras barrigas.

Nutri-Gota Tres: Hormonas

La primera cosa que quisiera decir sobre el tema de las hormonas es que nuestros cuerpos femeninos son sorprendentes. ¡Somos tan complejas, tan especiales y tan maravillosas! Sí, nuestras hormonas pueden ser difíciles de entender. En ocasiones puede ser sumamente frustrante que nuestros cuerpos cambien semana a semana, a medida que avanzamos a través de distintas etapas en nuestro ciclo, e incluso entre las etapas de la vida. Pero tenemos una opción... Podemos pensar sobre esta complejidad como una carga o como el regalo que es. Nuestra "maravillosidad" es enorme, pero lamentablemente, nuestro acondicionamiento cultural no siempre nos lo recuerda.

Personalmente, puedo agradecerles a mis cambiantes hormonas porque son grandes maestras. Cuando mis hormonas cambian, me aferro a estas Nutri-Gotas, y éstas me permiten seguir viviendo mi vida normalmente. Cuando digo que tu camino al bienestar puede llegar a ser más fácil, lo digo en dos sentidos muy importantes. Me refiero a que, con la práctica de estas Nutri-Gotas, puedes darte cuenta de que, al hacer pequeños ajustes a tu estilo de vida, cada vez te vuelves más más intuitiva para tomar decisiones que propician tu bienestar vibrante. Quiero decir también que, mediante la práctica de estas gotas de combustible, puedes desarrollar esa memoria muscular reflexiva que te recuerda que accedas a esas Nutri-Gotas cuando las necesites.

A pesar de que mis cambios hormonales pueden ser como un océano en marea alta, al acceder a mis Nutri-Gotas, puedo equilibrarme rápidamente y volver a un mar más tranquilo. Esto es importante, porque el hecho es que nuestras hormonas seguirán cambiando. Cambian con los ciclos de la luna y a lo largo de nuestras vidas. Cambian de niñez a adolescencia, durante la pubertad, y cambian otra vez empezando en los 35 y 40 hacia la madurez femenina (mujer sabia). El término médico para el cambio hacia la mujer sabia es la peri menopausia, pero por desgracia se habla demasiado sobre ella como si se tratara de una enfermedad o una condición, en lugar de aceptarse como lo que es, una hermosa transición. Esta transición nos conecta con un poder femenino aún más profundo, sabio y bello, dentro de nosotras mismas.

No es una cuestión de si nuestros cuerpos están cambiando; se trata de cómo navegamos a través de estos cambios.

Navegando a través de nuestros cambios hormonales

Afortunadamente, los ajustes al estilo de vida pueden tener un duradero efecto en el alivio de muchos de los síntomas comunes asociados con el desequilibrio hormonal. Bajo mi punto de vista, la frustración que acarrea nuestro constante cambio hormonal podría ser parcialmente mitigada si tuviéramos mejores herramientas e información para navegar a través de lo que estamos experimentando. Algo que me ayuda a permanecer en el reconocimiento y la gratitud de su complejidad, en lugar de enfocarme en la frustración de navegar a través de los cambios aparentemente constantes, es cuando lo comparo con las herramientas de navegación antiguas contra las modernas.

En la antigüedad, tenían mapas dibujados a mano, basados en las experiencias de la gente que vivió antes que ellos. Sin embargo, hoy en día, podemos recorrer el mundo con precisión GPS. Con la información, lo que antes era complejo ahora llega a ser común.

Con esto en mente, aunque la comprensión actual de la sociedad sobre las hormonas de la mujer por desgracia aún no está al nivel de las herramientas de navegación que tenemos hoy en día, vamos a echar un vistazo a los mapas que tenemos.

Vamos a partir de una definición. De todas las definiciones y descripciones que he leído, mi explicación favorita de las hormonas proviene de Donna Eden. Ella dice en su libro *Medicina Energética Para Las Mujeres:* "Si piensas en cada célula de tu cuerpo como un teatro con mil escenarios, las hormonas son las que suben y bajan las cortinas".

Cuando piensas en ellas como las teloneras, es más sencillo visualizar que cada hormona tiene una tarea que realizar. Si estás interesada en la ciencia y el intercambio entre las varias hormonas, un gran libro de consulta es *La Cura Hormonal,* de la Dr. Sara Gottfried.

Este es un rápido resumen de algunos términos que se utilizan cuando se habla sobre las hormonas.

- Están nuestras Glándulas Suprarrenales, localizadas en la parte superior de cada riñón. Ellas producen cortisol.
- El cortisol es la hormona del estrés.

- También está la tiroides, la que afecta tu metabolismo.
- Y nuestros órganos reproductores primarios: Los ovarios, que producen Estrógeno y Progesterona.

Hay muchas posibilidades y combinaciones por las cuales nuestros cuerpos no siempre responden en la manera que esperamos que lo hagan, por lo cual es realmente útil que podamos colaborar con nuestra sabiduría interna en nuestro camino al bienestar.

Si tu cabeza está empezando a dar vueltas en este momento, y sólo quieres escuchar la solución, tengo una muy buena herramienta para ti. No es una varita mágica, pero he visto que produce buenos resultados para muchas mujeres. Es la Rutina de 3 Minutos que aprendimos en el capítulo de *Las 5 Bases Diarias*. Puedes encontrar los detalles de la rutina en el apéndice de tu Guía.

La razón por la que la Rutina de los 3 Minutos es mi herramienta favorita, es porque el estrés realmente puede atascar las cosas. Las hormonas cambiarán con o sin estrés negativo en nuestras vidas, pero en la ausencia del estrés negativo, cuando nuestros cuerpos están sanos, generalmente encuentran su camino de vuelta a la normalidad. Mientras menos estrés negativo tengamos, mejor podremos remontarnos en la ola de esos cambios con un poco de mayor entendimiento.

Ese no siempre es el caso, pero suele ser el caso en las suficientes ocasiones como para que merezca nuestra atención.

Cuando experimentamos estrés, nuestro amoroso cuerpo pasa al modo de protección. Protege nuestro bienestar. Cuando nuestros cuerpos están trabajando para salvarnos, están dirigiendo más recursos para sobrevivir a la amenaza inmediata.

Con la imagen de que nuestras hormonas suben y bajan las cortinas en el teatro de nuestras células, ahora puedes visualizar que están sumamente ocupadas levantando y bajando las cortinas por todo el cuerpo, navegando por donde sea que se necesite, basándose en las señales de estrés que les enviamos. Al hacer la rutina de 3 minutos, nos estamos comunicando con nuestros cuerpos, haciéndoles saber que estamos experimentando estrés moderno, y que no estamos en una situación que ponga en peligro nuestra vida. La comunicación clara te llevará lejos en tu camino al bienestar.

Revisión de Nutri-Gotas

Ahora que ya hemos hablado con más detalle de las tres Nutri-Gotas, vamos a revisarlas:

Nutri-Gota Uno: Sensibilidades Alimenticias
Nutri-Gota Dos: Barriga Feliz
Nutri-Gota Tres: Hormonas

¡Te deseo un Terreno Interior sano y feliz! En el siguiente capítulo hablaremos sobre qué alimentos nutren bien a tu cuerpo.

Datos Clave Para Recordar

Territorio Interno

Nutri-Gota Uno: Sensibilidades Alimenticias

* Estoy segura de que puedo nutrir y manejar mi vehículo humano con gracia.
* Presto atención a cómo me siento después de comer y tomo notas para que, con el tiempo, pueda notar si hay algún patrón.
* Mientras, pacientemente, me hago más consciente de cómo mi cuerpo está reaccionando a los alimentos que como, soy capaz de tomar decisiones más informadas acerca de qué es lo que nutre bien a mi cuerpo.

Nutri-Gota Dos: Barriga Feliz

* Mi objetivo es nutrir y alimentar mi cuerpo de una manera que fomente la asimilación de los nutrientes (y la eliminación de los subproductos)
* Algunas de las maneras en las que puedo nutrir mi cuerpo incluyen: estar consciente del estrés negativo, comer alimentos que me nutran, y moverme

Nutri-Gota Tres: Hormonas

* Hay muchos regalos que son inherentes y residen en mi fascinante y maravilloso cuerpo femenino

- Aspiro a acceder a mis Nutri-Gotas favoritas para que me apoyen al navegar a través de mis cambios hormonales
- Me enfocaré en aprender la Rutina de los 3 Minutos

Capítulo Nueve
Alimentos Nutritivos

En este capítulo hablaremos sobre cómo podemos aprovechar los alimentos para crear vitalidad y energía extraordinarias. Irás aprendiendo herramientas para elegir qué comer para alimentar TU cuerpo sin tener que preguntarte si debes seguir la tendencia alimenticia de moda. Antes de adentrarnos en nuestras Nutri-Gotas, vamos a hacer un divertido ejercicio para armar el escenario de forma que obtengamos el máximo beneficio.

Ejercicio De La Flor Nutritiva

Para empezar, tengo una pregunta para ti... ¿te enseñaron la pirámide de alimentos cuando estabas en la escuela? Te lo pregunto porque si es así, eso significa que, a una edad muy impresionable, aprendiste que la solución nutritiva es, en gran medida "unitalla". También aprendiste una metodología exclusivamente basada en alimentos. La flor nutritiva nos recuerda que nuestros cuerpos son individuales, y mientras que ciertamente somos similares a otras personas, todos tenemos características únicas.

Por lo tanto, lo que alimenta cada uno de nuestros cuerpos también es similar, y sin embargo único. Nuestras flores nutritivas también nos recuerdan que la comida es sólo una parte de la manera en la que nuestros cuerpos se nutren.

Este es un ejercicio de tres pasos y probablemente te llevará dos o tres minutos realizarlo, a no ser que desees llevarlo al siguiente nivel y quieras dibujar una hermosa flor, para que puedas colgarla en alguna pared... si te sientes inspirada para hacerlo, ¡adelante!

Flor Nutritiva, Paso 1

Haz una lista de cosas que nutran a tu cuerpo. Aquí hay algunos ejemplos para ayudarte con la lluvia de ideas:

- Sonrisas
- Carcajadas
- Gratitud
- Una relación positiva contigo misma
- Increíbles respiraciones que nutran tus células

Flor Nutritiva Paso 2

Dibuja una flor con tantos pétalos como nutrientes tengas en tu lista. También puedes agregar algunos pétalos extras en caso de que se te ocurra algo más tarde. Luego, escribe tus nutrientes en los pétalos.

Flor Nutritiva Paso 3

Una vez que has escrito tus nutrientes, mira la flor nutritiva y permite que tus ojos reposen en el mensaje.

Las flores nutritivas pueden recordarnos nuestra propia receta personal para aprovisionarnos de combustible y lograr así una vida vibrante.

Nutri-Gotas de los Alimentos Nutritivos

Con nuestras flores nutritivas a mano, vamos a internarnos en nuestras Nutri-Gotas:

Nutri-Gota Uno: El alimento como combustible
Nutri-Gota Dos: Macro y Micro Nutrientes
Nutri-Gota Tres: Qué alimentos nutren bien TU cuerpo

Nutri-Gota Uno:
El Alimento Como Combustible

Cuando empezamos a pensar en la comida como un combustible para nuestros hermosos vehículos humanos, nuestras elecciones alimenticias pueden llegar a ser un poco más claras. ¿Significa eso que todo lo que elegimos comer debe ser nutritivo? Probablemente no. Probablemente, incluso con la creciente conciencia de qué es lo que nutre bien a nuestros cuerpos, e incluso con nuestra profunda conexión con nuestra sabiduría interior, de vez en cuando usemos los alimentos para cosas que no estén diseñadas para nutrirnos.

Eso está bien. Es nuestro lado humano. La parte grandiosa es que, en la medida en la que sigamos siendo curiosas, observadoras, y radicalmente honestas con nosotras mismas acerca de las opciones que estamos haciendo, empezaremos a tomar decisiones más nutritivas. Si tuviéramos que poner nuestras opciones alimenticias a través del filtro de la 'comida como combustible', ¿te sería más fácil discernir cuáles alimentos pueden ser más nutritivos? ¿Te ayuda el ver la comida convirtiéndose en una fuente de energía limpia y estable? En una energía que puedes utilizar para hacer las cosas que NECESITAS hacer, además de tener un buen tanto de energía extra para hacer las cosas que QUIERES hacer. No estamos hablando de la clase de energía que toma prestada de la energía del día de mañana, sino de nutrirse verdaderamente en el ahora y tener ABUNDANTE ENERGÍA día tras día. ¿Te suena bien?

Vamos a tomarnos un momento ahora mismo para revisar y observar si hay algún ruido interfiriendo en nuestra clara comunicación con nuestra sabiduría interior. Cuando te pregunté si sonaba bien, ¿Qué pensaste? ¿Te gustó la idea de tener más energía? ¿Crees que parezca factible? ¿Tenía varias ideas sobre la pregunta... y algunas de ellas estaban en conflicto? Está bien si tienes pensamientos contradictorios. Lo importante es estar consciente de qué pensamientos están ejecutándose en primer plano y cuáles en el fondo. Cuando nos damos cuenta de todos nuestros pensamientos, incluso los que están en conflicto, tenemos más información para poder navegar exitosamente en la dirección que elijamos.

Ahora que hemos tenido un momento para hacer un autoexamen y silenciar cualquier ruido potencial, vamos a hablar más sobre los Alimentos Como Combustibles.

Pregunta De Filtro Nutritivo

Si te pregunto si un helado doble de vainilla te parecería ser un alimento nutritivo, ¿qué dirías?

Fíjate bien en la pregunta, la pregunta de la que estamos hablando en este momento es "deseo comer esto". No es "voy a comer esto sin importar si es o no es nutritivo". La pregunta es: "¿me nutrirá?" O, dicho de otra forma, ¿me dará esto el combustible que necesito para hacer todas las cosas que tengo que hacer, y además me permitirá generar energía extra para hacer las cosas que quiero hacer? ¿Y un refresco? ¿Un elote?

Cuando hablamos sobre el elote estamos ingresando al tema de lo que nutre TU cuerpo de manera adecuada, porque el elote puede ser un buen combustible para algunos cuerpos, pero no tanto para otros.

Hazte la pregunta correcta, ya que el elegir lo que comes es una herramienta simple, pero potente. Ten en cuenta que sólo porque te haces la pregunta, no significa que tienes que acatar la respuesta. Es simplemente información, para que puedas hacer una elección consciente.

Mi pregunta de Filtro de Combustible es '¿alimentará esto de manera adecuada a mi cuerpo?'. ¿Esa pregunta resuena contigo? Si es así, inténtala en la próxima comida. Si no es así, escribe una con la que te sientas cómoda ahora. ¿Cuál va a ser tu pregunta de Filtro de Combustible?

_____

_____

Filosofía del Alimento

A menudo me preguntan cuál es mi filosofía de alimentos. ¿Soy vegana? ¿Sigo la dieta paleo? ¿Consumo pocas grasas? ¿Muchas grasas? ¿Limito los carbohidratos? ¿Consumo muchos carbohidratos? -Cuando veamos la Nutri-Gota Tres, hablaremos de por qué todas estas diferentes filosofías de alimentos pueden pronunciar, cada una de ellas, grandes casos de éxito. Por el momento, me gustaría compartir mi filosofía de alimentos, porque tiene que ver con la Nutri-Gota Uno.

¿Cuál es mi filosofía de alimentos? Es hacerme la pregunta: 'Esto alimentará de forma adecuada a mi cuerpo?'. Con esa información tomo decisiones conscientes e informadas acerca de lo que como. ¿Significa eso que lo que como es aburrido? Para nada. El combustible adecuado para el cuerpo puede coexistir con la diversión y además ser delicioso. ¿Significa eso que siempre comeré para darle el combustible correcto a mi cuerpo? No siempre, y eso es aceptable. Lo que sí significa, es que estoy haciendo elecciones para mí misma.

También significa que cuando decido comer algo por otras razones, tengo claras esas razones y estoy consciente de ellas. ¿Por qué es útil?

Para empezar, significa que lo hago sin culpa; ya que sentirse culpable no es bueno para mi bienestar. Además, si mi cuerpo está tratando de comunicarse conmigo, será más sencillo que escuche el mensaje. También significa que conscientemente puedo notar cómo me siento después, y utilizarlo como un punto de partida para la toma de decisiones futuras.

Al hacernos a nosotros mismas la pregunta, estamos despertando nuestra conciencia de causa y efecto. Alimentar de forma correcta el cuerpo no se trata de hacer restricciones. Se trata de nutrirnos amorosamente. Se trata de llegar a experimentar lo que se siente cuando tomamos decisiones que nos nutren la mayoría del tiempo. Me gustaría animarte a probar tu pregunta de Filtro de Combustible. ¿Qué te parece? ¿Es algo que estarías dispuesta a probar?

Si vas o no a probarla esta semana, o en el futuro, tómate un momento para recordarte a ti misma cuál es tu pregunta de filtro de combustible.

Nutri-Gota Dos: Macro y Micro Nutrientes

El nutrir al cuerpo de manera adecuada se vuelve más intuitivo con el tiempo. Sin embargo, la mayoría de nosotras ha estado expuesta a tantos mensajes contradictorios durante tantos años, que es útil que nos centremos en las bases. Vamos a hablar de qué son los macro y micro nutrientes y en qué alimentos los encontrarás. Para empezar por lo básico, vamos a iniciar con las definiciones del diccionario Oxford sobre *nutriente* y *nutrimento*.

- Un nutriente es "Una sustancia que proporciona el alimento esencial para el crecimiento y el mantenimiento de la vida"

- La definición de nutrimento es "el alimento u otras sustancias necesarias para el crecimiento, salud y la buena condición".
- La palabra Macro significa grande, y Micro significa pequeño.

Aunque hay diferentes filosofías sobre las proporciones que necesita nuestro cuerpo, generalmente se reconocen tres principales macronutrientes. En orden alfabético son: carbohidratos, grasas y proteínas. La lista de micronutrientes es más larga, pero generalmente se compone de varias vitaminas y minerales.

Trípode Macronutriente

Puesto que hay tres macronutrientes, vamos a usar la imagen de un moderno trípode para cámara. Digo moderno porque los trípodes para cámara más modernos tienen patas ajustables y cierto nivel de flexibilidad para permitir la configuración de una imagen perfecta. ¿Puedes Imaginártelo?

Visualiza el ajuste de las patas del trípode para poder capturar la imagen en el ángulo perfecto. Ahora, asumiendo que realmente aprecias tu cámara o teléfono (si usas tu teléfono para tomar la foto…) ¿Qué dirías si te sugiero que equilibres tu hermosa cámara sobre dos patas en lugar de tres? ¿Estarías cómoda con eso?

Probablemente dirías "¡De ninguna manera!". ¿Tu respuesta sería tan confiada e inmediata si te preguntara qué tan cómoda te sientes con la idea de nutrir tu cuerpo con dos macronutrientes en lugar de tres? Me gustaría animarte a pensar en estos tres macronutrientes utilizando la definición del diccionario: *"Sustancias que proporcionan nutrición esencial para el crecimiento y el mantenimiento de la vida"*.

Mientras que los alimentos a menudo están asociados con uno de los tres macronutrientes, muchos son realmente una combinación. Además, los alimentos integrales contienen una variedad de micronutrientes. Esta es una de las razones por la que es tan beneficioso que nutramos nuestros cuerpos con alimentos enteros siempre que sea posible. Por ejemplo, cuando comemos una taza de brócoli, obtenemos 6 gramos de hidratos de carbono (incluyendo 2 gramos de fibra dietética), 3 gramos de proteína, y además es una fuente de vitamina C y vitamina K. Hablemos de un ejemplo más para realmente destacar ese punto. Un aguacate, que por lo general se encuentra en una lista de grasas dietéticas, también es una fuente de carbohidratos y proteínas. Además, es una fuente de varias vitaminas, incluyendo ácido fólico; y un buen número de minerales, incluyendo el potasio.

Ojalá eso te anime a obtener tus nutrientes de alimentos integrales tan a menudo como te sea posible, dado tu presupuesto de tiempo y dinero.

Cuando éramos chicos y estábamos aprendiendo la pirámide alimenticia, aprendimos a asociar ciertos alimentos con ciertos grupos de alimentos. ¿Puedes recordar esa hogaza de pan y el plato de pasta que aparecen como la base de la más vieja versión de la pirámide alimenticia? Tenemos la programación antigua acerca de lo que es un carbohidrato. ¿Estás lista para actualizar tu mapa de tipos de alimento? Puesto que los tres macronutrientes son importantes, vamos a hablar de ellos en orden alfabético, a partir de los carbohidratos. Para cada macronutriente, listaremos algunos alimentos con sus macronutrientes predominantes.

Carbohidratos

En esta sección, además de hacer un listado de alimentos, también voy a listar los tipos de alimentos. Me parece que, cuando los organizo en tipos de alimentos más amplios, eso ayuda a equilibrar esa vieja imagen de los granos como la principal fuente de carbohidratos. En primer lugar, enumeraré los tipos de alimentos más amplios con el ejemplo de un solo alimento, y después de eso, listaremos algunas comidas.

Carbohidratos sin almidón, de tipo vegetal
Ejemplo: espinaca

Carbohidratos con almidón, de tipo vegetal
Ejemplo: camote

Carbohidratos frutales
Ejemplo: mora azul

Carbohidratos tipo legumbre
Ejemplo: garbanzos

Carbohidratos tipo granos
Ejemplo: arroz

Vegetales sin almidón

Te enumero tres, tú puedes poner algunos más, y luego yo enumero algunos más. Kale, espárragos, brócoli. Tu turno.

Aquí hay una lista de algunos carbohidratos sin almidón tipo vegetal (incluyendo los tres primeros, para que los tengas a todos en un solo lugar):

Espárragos
Bok Choy
Brócoli
Col de Bruselas
Coliflor
Apio
Acelga
Apio
Ejotes
Kale
Perejil
Espinacas
Zucchini (calabacitas)

Vegetales con almidón

Zanahorias
Camote

¿Qué otros vegetales con almidón vienen a tu mente?

_____ _____

_____ _____

Aquí hay una lista de algunos carbohidratos con almidón tipo vegetal:

Remolacha

Zanahorias

Camote

Papa

Calabazas de invierno

Camote blanco

Carbohidratos frutales

Iniciando con la fruta de menor contenido glicémico:

Moras

Lima y limón

Toronjas y naranjas

Manzanas y peras

Las más dulces y con mayor contenido glicémico:

Bananas

Mangos

Dátiles

Hay muchas más frutas a elegir. Si estás interesada en leer más acerca de su contenido nutricional, *Self* tiene una gran herramienta de datos de nutrición. Para ayudarte a encontrarla fácilmente, hemos colocado un vínculo a ella desde nuestra sección de "herramientas" en FueltheBodyWell.com.

Legumbres

¿Qué legumbres te vienen a la mente?

Aquí hay algunas legumbres:
Frijol negro
Garbanzos
Lentejas
Habas
Cacahuates (maní)
Chícharo (arveja, guisante)

Granos
¿Fue útil que hicieras una lista de algunos carbohidratos que no provinieran de los granos?

Ahora, enumeremos algunos carbohidratos de granos:
Trigo sarraceno
Avena
Arroz
Centeno y otros cereales de grano
Trigo

Grasas dietéticas
Las grasas dietéticas ayudan a nuestro cuerpo a sentirse saciado y mucho más. Empezaremos con el famoso aguacate. Una rebanada o 2 de aguacate es un excelente snack de larga duración.

Algunas fuentes de grasa dietética son:
Aguacate
Semillas de chía
Coco (La carne del coco, no el agua, la cual es un carbohidrato)
Mantequillas provenientes de las nueces

Aceitunas

Nueces crudas; por ejemplo, almendras, nuez de nogal, marañón (acajú, anacardo)

Semillas crudas; por ejemplo, semillas de Calabaza y de girasol

Proteína

Algunos de los alimentos que figuran son una fuente de proteína, así como del macronutriente bajo el que están listados. Por ejemplo, una onza de pepitas (que son semillas), tiene 7 gramos de proteína. Una taza de guisantes tiene 8 gramos de proteína.

Para dar inicio a nuestra lista de proteínas, voy a empezar con un par de las formas más reconocidas de proteína tipo vegetal: soja (por ejemplo, soya, tofu, y tempeh), proteína de guisante y polvo de proteína de cáñamo.

Si vas a obtener tus proteínas de fuentes vegetales, sé consciente de dónde vas a obtener tus vitaminas del complejo B.

Ahora vamos a hablar de las formas de proteína animales. en los primeros lugares de la lista. Para mí, durante estos días, han estado las sardinas. Nunca pensé que me gustarían, pero mi marido me convenció de que las probara, y valió la pena. Las sardinas están llenas de proteínas, grasas saludables, carbohidratos, una buena porción de vitamina D, vitamina B12, calcio y selenio.

Otras proteínas animales incluyen huevos, pescados, aves y carnes. Si comes proteína animal, tanto como tus presupuestos económicos y de tiempo te lo permitan, presta atención a la fuente de donde provienen los alimentos, y cómo están siendo criados. El nivel de nutrientes en los alimentos está directamente relacionado con la calidad de los alimentos. Si estás comiendo proteína animal, y ese animal fue alimentado con alimentos de baja calidad o con comida a la que tu tengas alguna sensibilidad, podría impactar qué tan nutritivo resulte para su cuerpo.

Mapa de Nutrientes a Tipos de Alimentos

Ahora que hemos enumerado algunos alimentos por sus macronutrientes predominantes, ¿qué estás notando sobre tu mapa de nutrientes a tipos de alimentos? ¿Qué sobresale para ti al recordar la Nutri-Gota Dos?

Nutri-Gota Tres:
Qué Alimentos Nutren Bien TU Cuerpo

La razón por la cual hay diversas metodologías de alimentación es porque cada persona es un poco diferente. Sí, tenemos muchas similitudes, lo que nos apunta a ciertas directrices generales que pueden aplicarse a muchas personas. Sin embargo, cuando nos enfocamos en planes de alimentación específicos, o en proporciones específicas de los tres macronutrientes, que es cuando podemos ver con más claridad cómo puede un plan trabajar para ciertas personas y no para otras.

Si has leído más de un libro sobre nutrición o dietas, probablemente has notado que las teorías de uno pueden ser contradictorias a las del otro. ¡No te sientas descorazonada! En realidad, esa es una información muy liberadora. ¿Por qué? En un sentido, es una llamada a cada una de nosotras para que nos sintamos empoderadas. Ya que en la actualidad no existe ninguna evidencia concluyente, científica y definitiva sobre cómo cada persona debe alimentar su cuerpo para tener óptima salud, lo que podemos hacer es empezar con la ciencia que está disponible, y desde allí, observarse interiormente.

El observarnos interiormente asume que podemos escuchar los mensajes que nuestro cuerpo y nuestra sabiduría interior están tratando de comunicarnos, por eso es que este capítulo sobre alimentos nutritivos viene en la última parte de tu Guía.

Date cuenta de todas las maneras en las que has profundizado tu conexión con tu sabiduría interior capítulo por capítulo, Nutri-Gota a Nutri-Gota. Date cuenta de toda la estática que se ha aclarado. Ya hemos explorado nuestra elección de alimentos desde una perspectiva *meta*. Hemos mejorado nuestro dialogo. Hemos prestado atención a los Zappers, tales como los alimentos que interrumpen la conexión entre nuestras decisiones y nuestra sabiduría innata. Hemos aprendido cómo notar si tenemos alguna sensibilidad alimenticia que sea única a nuestros cuerpos. Hemos construido una base sólida para poder colaborar con nuestra sabiduría interior y fijarnos bien qué es lo que alimenta favorablemente a NUESTROS cuerpos. Luego nos centramos en los conceptos básicos de los macro y micro nutrientes.

Toma un momento para reflexionar sobre el principio de la Guía y observa las maneras en las que has profundizado tu conexión con tu sabiduría interior. Ten en cuenta todas las herramientas que tienes y todas las Nutri-Gotas de las que puedes disponer. Estas herramientas te ayudarán a observarte interiormente, para que sepas qué es lo que alimenta eficazmente tu cuerpo. Aquí hay 5 consejos para recordarte lo que ya sabes sobre alimentar apropiadamente a tu cuerpo:

1. Come comidas bien balanceadas usando los mejores ingredientes que tengas disponibles, basado en tu agenda, la época del año, tu ubicación y tu presupuesto.
2. Dale a tu sistema tiempo para digerir entre comidas.
3. Evita alimentos llenos de químicos, ya que pueden interrumpir la sabiduría interna de tu cuerpo.
4. Alimenta tu cuerpo de una manera amorosa y respetuosa.
5. Mueve tu cuerpo con regularidad. Estaremos hablando más sobre esto en nuestro siguiente capítulo.

Revisión de Nutri-Gotas

Ahora que hemos hablado de los Alimentos Que Nutren, revisemos nuestras Nutri-Gotas:

Nutri-Gota Uno: El alimento Como Combustible
Nutri-Gota Dos: Macro y Micro Nutrientes
Nutri-Gota Tres: Qué Alimentos Nutren bien TU cuerpo

En el siguiente capítulo, hablaremos acerca del movimiento. Cuando nos movemos regularmente, estamos ayudando a nuestros cuerpos mientras trabajan para mantener nuestras hormonas y bioquímica personal en equilibrio, que es otra gran manera en la que podemos alimentar eficazmente a nuestros cuerpos.

Datos Clave Para Recordar

Alimentos Que Nutren

Nutri-Gota Uno: El alimento como combustible

- Aspiro a pensar en la comida como un combustible para mi hermoso vehículo humano
- Pretendo permanecer curiosa, observadora y ser radicalmente honesta conmigo misma acerca de mis opciones alimenticias.
- Me esforzaré en hacerme mi pregunta de filtro nutritivo.

Nutri-Gota Dos: Macro y Micro Nutrientes

- Pretendo comer alimentos enteros algunas veces o la mayoría del tiempo, ya que son una gran fuente de macronutrientes, además de contener una gran variedad de micronutrientes.
- Trataré de alimentarme con el "trípode de macronutrientes" que incluye: carbohidratos, grasas y proteínas.
- Estaré consciente de mi mapa de -nutrientes a tipos de alimento y recordaré que hay muchas fuentes de carbohidratos.

Nutri-Gota Tres:
¿Qué Alimentos Nutren Bien TU Cuerpo?

- Escucho mi sabiduría interior

154

- Algunas veces, o la mayoría de las veces, como comidas bien balanceadas, usando los mejores ingredientes de los que dispongo y basándome en mi horario, la época del año, mi ubicación y mi presupuesto.

- Algunas veces, o la mayor parte del tiempo, evito alimentos llenos de químicos, ya que pueden perturbar la sabiduría innata de mi cuerpo.

Capítulo Diez
Movimiento

El movimiento puede ser una herramienta para nuestro aspecto, pero también es mucho más que eso. Cuando movemos nuestro cuerpo regularmente, estamos ayudando a nuestros cuerpos a que trabajen para mantener nuestras hormonas y bioquímica personal en equilibrio.

Cuando sólo nos enfocamos en cómo nos miramos, concentramos toda nuestra atención en el exterior de nuestros cuerpos; pero cuando nos enfocamos también en nuestro bienestar, estamos expandiendo nuestro amor al interior de nuestros cuerpos y estamos alimentando nuestros pensamientos y nuestras acciones de conducción de una manera que nos lleve a brillar desde dentro hacia fuera. Nuestras Tres Nutri-Gotas son:

Nutri-Gota Uno: Moverse
Nutri-Gota Dos: Porciones de Ejercicios
Nutri-Gota Tres: La Recuperación es Parte de la Rutina
de Ejercicio

Nutri-Gota Uno: Por qué Moverse

Muchas veces, el movimiento está asociado a un programa de entrenamiento y muchas veces, además de estar asociado con un programa de entrenamiento, se asocia con nosotros, ayudándonos a encajar en nuestros jeans favoritos. Es útil para

157

nosotros estar conscientes de nuestro enfoque. Cuando nos enfocamos en ser cariñosos con el interior de nuestros cuerpos, nos estamos animando a brillar con luz propia. Vernos bien en nuestra ropa puede ser una extensión natural del ser cariñosos y atentos con nosotros mismos, y sin duda un excelente efecto secundario, pero nosotros podemos tener esa **abundante energía PLUS** cuando nos enfocamos en brillar desde nuestro interior.

Hay muchas maneras en las que podemos mover nuestros cuerpos. Ya sea que te encante hacer fitness o experimentes una reacción menos entusiasta cuando empiezas a pensar en moverte, haz todo lo posible para mantener tus oídos abiertos y concentrarte en estas Nutri-Gotas de movimiento. Hay algo aquí para ti, intenta encontrarlo. Concéntrate en notar y aceptar esa distinción que te impulsará aún más adelante, sobre el camino a tu bienestar.

Nuestros hermosos vehículos humanos prosperan con el movimiento regular. Si decides saltar, nadar o bailar al ritmo de tu canción favorita en la intimidad de tu sala de estar... o si eliges levantar pesas o estacionar el auto una cuadra más lejos de tu destino para caminar unos cuantos pasos adicionales en tu día... sin importar lo que elijas, me gustaría animarte a que intentes mover el cuerpo todos los días. La actividad física regular es una herramienta importante para mantener tu bienestar.

Incluso si sólo tienes cinco minutos para hacerlo,
cinco minutos es mejor que cero minutos.
No dejes que el inicio te detenga.

Cuando movemos nuestro cuerpo con regularidad, lo ayudamos mientras trabaja para mantener nuestras hormonas y bioquímica personal en equilibrio. El movimiento apoya su sistema inmunológico, ayuda a regular las hormonas, reduce los antojos, ayuda a pensar con claridad, apoya la digestión, y el sueño se hace más consistente y duradero.

Los Beneficios Médicos

Según el Dr. Daniel Amen, líder en salud mental, el ejercicio aumenta la capacidad del cerebro para regular la insulina y el azúcar, manteniendo la estabilidad de azúcar en la sangre. El Dr. Amen dice que la actividad física reduce los antojos por los alimentos adictivos como dulces azucarados y alimentos altos en calorías o grasas. Ayuda a manejar el estrés inmediatamente, bajando los niveles de hormonas que lo ocasionan, y te hace más resistente a él con el tiempo. Además, el ejercicio de forma rutinaria normaliza la producción de melatonina en el cerebro y mejora los hábitos del sueño. ¿Necesitas más razones?

Según la Dr. Pamela Peeke, una profesional con una extensa lista de credenciales, incluyendo un Best Seller del New York Times y una Pew Scholar en nutrición y metabolismo, la actividad física aumenta las conexiones prefrontales de nuestro cerebro, lo que nos ayuda a tomar mejores decisiones que aquellas basadas en nuestros niveles de hormonas.

¿Cuáles son algunos de los otros beneficios del movimiento? ¡Son muy numerosos! Piensa en algunos, a ver cuántos más encuentras.

159

Aquí están algunos cuantos de la Dra. Christiane Northrup, que ha sido una increíble vocera del bienestar de las mujeres durante décadas:

- Mejor funcionamiento el sistema inmune.
- Menor depresión y ansiedad.
- Mejor eficiencia y rapidez mental.
- Mas relajamiento y entusiasmo.
- Huesos más Fuertes.
- Sueño más relajado y profundo.
- Menor sensibilidad a la insulina.
- Más energía.
- Control del peso.

¿Cómo te suena eso? Bastante bien, ¿no es así? Espero que el saber que algunas de las muchas maneras en las que el movimiento regular te ayuda a estar bien, sea una gran motivación para que empieces a moverte.

Renuencia y Motivación

La causa de la renuencia al ejercicio es diferente para cada uno de nosotros. Lo que voy hacer es hablar acerca de dos razones comunes. Al ir leyendo, permite que los ejemplos estimulen tu exploración interior. Fíjate bien en las ideas que aparecen. Observa lo que resuene contigo y observa qué otros pensamientos e ideas vienen a ti.

Aptitud

Una razón común de la renuencia al ejercicio, es que a veces las personas sienten que no son buenas en ello. En una conversación que tuve recientemente con mi amiga Laura, estuvimos hablando sobre el ejercicio, y me dijo: "nunca he sido buena en ello. Todavía recuerdo cuánto odiaba la clase de gimnasia en la escuela primaria. Nunca fui buena".

Para cuando llegamos a la escuela primaria, ya hemos tenido mucha experiencia en algo. El tiempo de juego significaba cosas diferentes para cada una de nosotras cuando éramos pequeñas. Algunas trepábamos árboles, otras pasábamos el tiempo escuchando música, algunas otras jugábamos juegos de mesa y a algunas nos gustaba pasar el tiempo pintando con los dedos. Llegamos a la escuela con experiencias diferentes. Si observabas a otras niñas que estaban aparentemente más coordinadas que tú en la clase de gimnasia de la escuela primaria, posiblemente era porque tenían más años de experiencia en lo que hacían.

Si en ese momento en el que te sentiste insegura, alguien te hubiese animado a seguir intentándolo, es posible que hubieras conseguido tener éxito. ¿Cuál sería tu creencia sobre el movimiento ahora que eres un adulto, si supieras que todo el mundo tenía que practicar para mejorar su estilo? Nunca es tarde para empezar. Hay estudios de adultos mayores que demostraron beneficios medibles al iniciar un programa de entrenamiento en la edad adulta. Por ejemplo, la Universidad Tufts realizó un estudio donde mujeres posmenopáusicas realizaron una rutina de ejercicios de al menos dos días a la semana de fuerza progresiva, y los resultados fueron el aumento de la fuerza y su densidad ósea.

No hay suficiente tiempo
Otra razón común de renuencia al ejercicio es el tiempo. A veces tenemos la creencia de que, si no tenemos tiempo para un

entrenamiento completo, entonces no tiene sentido hacer ni siquiera un poco de ejercicio. Si puedes, recuerda que cinco minutos es mejor que cero minutos. También ten en cuenta que hay algunas grandes rutinas que pueden hacerse en tan solo diez minutos. Puedes incluso dejar tu auto un poco más lejos de tu destino (suponiendo que sea seguro el hacerlo) y caminar un poco más de esa manera.

¿Qué lenguaje te motiva?

Si ya te sientes reacia a hacer ejercicio, entonces será importante que te hables a ti misma en un lenguaje al que respondas. ¿Estás motivada a lograr ciertos objetivos? ¿Estás motivada a evitar ciertas situaciones? En el libro *El Lenguaje de la Personalidad*, el Dr. Wyatt Woodsmall y su esposa Marilyne Woodsmall reportan que el 50% de nosotros somos personas que van "hacia" las cosas, lo que significa, que estamos más motivados por lo que queremos, y el otro 50% nos "alejamos" de ellas, lo que significa que estamos más motivados por evitar las cosas que no queremos.

Si digo las palabras *alcanzar* o *lograr*, ¿qué pensamientos y sentimientos vienen a tu mente? ¿Qué pasa si te digo las palabras *evitar* o *alejarte*?, ¿los pensamientos que surgieron fueron diferentes? ¿Qué lenguaje te motiva, "hacia a", o, "lejos de"? Háblate a ti misma de una manera en la que te motives.

Nutri-Gota Dos: Porciones de Ejercicios

Una rutina de ejercicios bien equilibrada nos ayuda a priorizar cómo gastar nuestro limitado presupuesto de tiempo, para obtener el máximo provecho de cualquier tiempo que pasemos ejercitándonos.

Si estás demasiado ocupada para siquiera pensar en ponerte en movimiento ahora mismo, permite que esto plante una semilla en ti, porque algún día estarás en un lugar en el que tendrás el presupuesto de tiempo suficiente para permitirte el hacerlo. Hasta entonces, recuerda que 5 minutos son mucho mejores que cero minutos, así que haz lo que puedas, sin estarte culpando todo el tiempo.

Cubos de Ejercicio

Para hablar de porciones, primero necesitamos hablar de maneras en las que podemos agrupar los tipos de rutinas de ejercicio. Una vez que agrupemos nuestros movimientos en los tipos de rutinas de ejercicio, entonces podremos pensar acerca de las porciones y el movimiento equilibrado. (¡Al igual que aspiramos a pensar en hacer comidas bien balanceadas!) Vamos a pensar en estos grupos como cubos o contenedores para organizar distintos tipos de movimiento.

¿Existe una y sólo una manera de agrupar los tipos de rutinas de ejercicio? No, no es así. Hay muchas filosofías y muchos expertos en movimiento, pero no existe ningún protocolo de entrenamiento, definitivo y único, que funcione para todos y cada uno de nosotros, porque, aunque somos similares, también somos únicos. Nuestros cuerpos fueron diseñados para moverse. El cómo y el cuándo son únicos para cada uno de nosotros, lo cual ofrece una maravillosa oportunidad para conectarnos con nosotros mismos.

Permite que eso te recuerde que tú eres la experta en ti misma. Utiliza los datos y estudios que están disponibles para informarte. Y ciertamente, si tienes alguna pregunta o alguna duda, consulta a tu médico.

35 Años de Experiencia

He sido una atleta recreativa durante 35 años y contando. Con los años, he ganado varios premios en competencias, y lo más importante, he permanecido libre de lesiones durante la gran mayoría de ese tiempo. Estos cubos de entrenamiento destilan esos 35 años de experiencia, además de los muchos libros y estudios publicados que he leído sobre el tema, en una metodología organizada y fácil de navegar. Hay tantas tendencias sobre el ejercicio, que a veces resulta un reto saber qué ejercicio hacer y cómo invertir mejor nuestro precioso tiempo.

Mi solución para eso es organizar las rutinas en grupos y luego equilibrar las porciones.

Los Cubos

Primero enumeraré mis cubos de entrenamiento, y luego cubriré cada uno de ellos. Una vez que hayamos organizado los tipos de entrenamiento, podremos pensar sobre las porciones y el movimiento bien equilibrado.

1. Cuerpo en movimiento
2. Fortaleza del suelo pélvico
3. Rutina para obtener fuerza corporal total
4. Cardio
5. Flexibilidad
6. Movilidad y Balance
7. Respiración

Si eres nueva en el gimnasio y todo esto te suena como una lista demasiado larga, respira profundo y recuerda que empezamos con un paso y luego tomamos otro, y un día, cuando miremos hacia atrás, puede que nos sorprenda ver lo lejos que hemos llegado. Permítete a ti mismo construir una base y date permiso para celebrar cada vez que muevas tu cuerpo con intenciones amorosas.

Si eres una experimentada atleta recreacional, te estarás preguntando por qué no incluí más categorías. A eso yo respondería que la mayoría de las actividades pueden ser organizadas en una de estas 7 categorías. Por ejemplo, el entrenamiento de base puede hacerse como parte del entrenamiento de fuerza o de cardio, dependiendo de lo que estés haciendo para trabajar tu base.

Los Siete Cubos de Ejercicio
1. Cuerpo en Movimiento
Cuerpo en movimiento incluye todas las pequeñas opciones que tomamos cada día. Si estacionamos nuestros autos un poco más lejos de nuestro destino para que podamos caminar unos pasos extra, o si montamos nuestras bicicletas como diversión alrededor de la manzana, o para transportarnos. Cuerpo en

165

movimiento significa estar consciente de tu postura mientras estás sentada, parada o caminando durante todo el día. Cuerpo en movimiento incluye bailar en la intimidad de nuestra sala, al ritmo de nuestra canción favorita. Cuerpo en movimiento incluye pasear con los amigos para conectarse y ponerse al día. ¿Qué otra cosa podría significar el cuerpo en movimiento en tu vida?

Somos más propensos a notar aquello a lo que le damos seguimiento y anotamos, y si lo notamos, es más probable que tomemos medidas al respecto. ¿Crees que podrías llevar un pequeño record y registrar qué actividades de cuerpo en movimiento haces durante la próxima semana?

2. Fuerza de Piso Pélvico

Antes de profundizar en este particular cubo de entrenamiento, quiero darles una pista sobre el tema del que hablaremos respecto a la anatomía femenina durante esta rutina de ejercicio.

Los músculos del suelo pélvico pueden no estar a la vista, ni presentes en nuestros pensamientos, pero orinarse en los pantalones no es divertido. Las estadísticas no se ponen precisamente a nuestro favor a medida que envejecemos, si no fortalecemos esos músculos. Vale la pena prestarle atención a tu fuerza del piso pélvico ahora. Estos son los músculos que controlan la continencia (vejiga e intestino). ¿Puedes ver cómo se beneficiaría tu cuerpo al darle un poco de atención a estos músculos de manera regular? Una técnica bien conocida para el fortalecimiento de los músculos del suelo pélvico es el kegel. Voy a compartir algunos consejos contigo ahora, pero si estás interesada en aprender más, me gustaría animarte a que investigues a Amy Stein, MPT quien es una reconocida experta sobre este tema.

Consejo #1: Acepta las leyes de gravedad
Si eres nueva en esto de los ejercicios de Kegel, intenta comenzar acostada de espaldas. Como Mickey Marie Morrison describe en su libro, *Peso del Bebé*, la posición más fácil para las principiantes es acostada, ya que la gravedad tiene un menor efecto de esa manera. Puedes ir avanzando hasta que llegues a hacerlo sentada, de pie, e incluso, eventualmente, en cuclillas, una vez que hayas desarrollado fuerza y control.

Consejo #2: Aprieta y Relaja
El ejercicio de Kegel ocurre durante el acto de apretar y aflojar. Ambos son importantes.

Consejo #3: Se paciente y amable contigo misma.
La mayoría de nosotras somos más proclives a hacer algo si vemos su beneficio, y es incluso más probable que continuemos haciéndolo, si somos buenas en ello. Espero que, para ahora, puedas darte cuenta de los beneficios de fortalecer el suelo pélvico.

Ahora, esta es la mala noticia: A la mayoría de la gente, le toma mucho tiempo de práctica. ¿No parecería como algo que deberíamos ser capaces de hacer sin mayor esfuerzo? Si estás entre las pocas personas a las que les resulta fácil, considérate afortunada. Para el resto de nosotras, mi mejor consejo es ir poco a poco, un día a la vez. Una vez que sepas cómo hacerlo y adquieras más confianza y sepas que estás usando los músculos correctos, puedes hacerlo discretamente, en cualquier lugar. En un semáforo, esperando en línea... hay muchas maneras muy ingeniosas en las que puedes incluir tus ejercicios de Kegel en tu vida diaria. Incluso si sólo puedes asignarles un minuto aquí y allá, esos "pocos minutos" harán una gran diferencia con el tiempo.

3. Entrenamiento Total de Fuerza Corporal

El 3er tipo de entrenamiento es el entrenamiento de fuerza. Me resistí a incorporar el entrenamiento de fuerza en mi rutina durante un sorprendentemente largo tiempo, incluso sabiendo lo que sé acerca de sus beneficios. Me resistí porque, aunque sabía que lógicamente no sería posible, me aferré a la preocupación irracional de que, si levantaba pesas, terminaría pareciéndome a un joven Arnold Schwarzenegger. Si sientes que te resistes a la idea, empatizo contigo totalmente.

El entrenamiento de fuerza es muy importante para las mujeres, especialmente a medida que envejecemos. Es importante para nuestra densidad ósea y es importante para que podamos evitar la pérdida de masa muscular. También se ha demostrado que proporciona un aumento en la tasa metabólica, lo que es sumamente útil para la pérdida y el control de peso a largo plazo.

El adulto promedio pierde músculo cada año. Los músculos son del tipo "úsalos, o piérdelos", lo que significa que el desuso conduce a la pérdida de masa muscular. ¿Lista para la buena noticia? Según varias fuentes, incluyendo el estudio de Tufts que he mencionado anteriormente, un entrenamiento de pesas 2 a 3 días por semana, es una de las mejores maneras de mantener los músculos sanos y fuertes. Hecho con regularidad, el entrenamiento de fuerza construye huesos y preserva la fuerza y la energía. ¿Te sientes motivado para incorporar de 2 a 3 días por semana de entrenamiento de fuerza?

4. Cardio

Cardio es un término común usado para referirse a los ejercicios que proporcionan acondicionamiento cardiovascular. Esta categoría de "cardio" es general, y engloba ejercicios como los aeróbicos, marchar en el mismo lugar, correr, nadar, ciclismo, senderismo, saltar a la cuerda, clase de baile, spin, jugar al fútbol, entrenamiento interválico de alta intensidad, y mucho más. Hay muchas opciones de acondicionamiento cardiovascular, así que elige una que sea adecuada para tu nivel actual e inicia tu camino hacia el fitness. Si alguna vez te encuentras sintiéndote menos entusiasta acerca de tu cardio, considera explorar las opciones, hasta que encuentres una que te guste.

Cuando empieces a explorar y probar diferentes cardio entrenamientos, quisiera aconsejarte que no te sientas intimidada si no conoces la jerga de cierto entrenamiento. Recuerda, todo el mundo fue nuevo en algún momento, así que no dejes que el comienzo te detenga.

Una cosa importante sobre este cubo de cardio, es distinguirlo del cubo del *Cuerpo En Movimiento*. Si estás dando un paseo, esa actividad pertenece al cubo del cuerpo en movimiento. Incluso si estás en la máquina elíptica o en la bicicleta estática, moviéndote a un agradable ritmo, y si puedes chatear con un amigo o leer, probablemente eso también sea

Cuerpo En Movimiento. ¿Cómo sabrás si tu entrenamiento es un entrenamiento de cardio? Comprueba tu pulso, o haz una prueba de conversación. Si todavía puedes cantar una canción o mantener una conversación larga sin ninguna dificultad respiratoria, probablemente estás en el cubo del Cuerpo En Movimiento. El cubo del *Cuerpo En Movimiento* es importante, simplemente debes estar consciente de en qué cubo estás, porque son cubos diferentes por una razón.

¿Buscando motivación para hacer cardio?

- Según la Asociación Americana del corazón, el ejercicio moderado a vigoroso mejora tu salud cardiovascular en general
- Según la clínica de Cleveland, el ejercicio aeróbico puede disminuir el riesgo de enfermedades del corazón, bajar la presión arterial, ayudar a controlar el azúcar en la sangre, ayudar en el control de peso o pérdida de peso y mejorar la función pulmonar.

Además, en mi experiencia, he notado que mucha gente encuentra que, el incluir el cardio como parte de sus porciones de entrenamiento, parece realmente ayudar a elevar su estado de ánimo. Esto es cierto para mí. Me encanta ser feliz. ¿Y a ti?

5. Flexibilidad   y   6. Movilidad y Balance

Los tipos de entrenamiento de los que vamos a hablar son el cubo 5, que es la flexibilidad y el cubo 6, que es la movilidad y el equilibrio.

La flexibilidad puede incluir estiramiento y ejercicios con espuma de balanceo. El yoga encaja bien en este cubo de flexibilidad y equilibrio (y en otros cubos también, dependiendo de qué estilo estés practicando). Además del yoga, otro poderoso entrenamiento de equilibrio y movilidad es el Tai Chi. El equilibrio y la movilidad son importantes y esta es la razón... Si eres una persona de las del tipo que "se acerca", puedes pensar en este cubo de *Movilidad Y Equilibrio* como el moverse con gracia y facilidad. Si eres una persona que "se aleja", puedes pensar en esta actividad como una que no te producirá dolor o no te permitirá caer.

7. Respirar

El oxígeno es ESENCIAL para nuestro bienestar, y un componente crítico para la optimización de nuestras rutinas de ejercicio. Es gratis (por lo menos lo es ahora, y en el futuro previsible), y no toma mucho tiempo. El retorno de tu inversión de tiempo es enorme. Respira conscientemente y a menudo, estás haciendo algo maravilloso para ti misma.

Porciones de Ejercicio

¿Cómo medimos si las porciones de entrenamiento están bien equilibradas? Cuando se trata de las proporciones de *tus* porciones, esas serán individuales, basadas en tu nivel actual de condición física y tiempo, pero aquí tienes una guía... Si se siente bien para tu cuerpo, tu estado físico actual y tu presupuesto de tiempo, intenta encajar 3 o más de estos cubos a lo largo de dos semanas. Si puedes hacer más, genial. Si no puedes darte el tiempo ahora, sólo respira profundo y recuerda que cinco minutos es mejor que cero minutos.

Mientras experimentas con las porciones, para ver cuáles funcionan mejor para ti, se paciente contigo misma. Permanece consciente de tus opciones y se amable contigo misma a lo largo del camino. Recuerda, la salud es un viaje y a veces es más fácil cuando lo tomas un paso a la vez y te diriges hacia tu norte verdadero. En el día a día, a veces resulta más difícil ver lo que SÍ PODREMOS ver después de un tiempo, cuando veamos hacia atrás.

Nutri-Gota Tres:
La Recuperación es Parte Del Ejercicio

Si nuestro objetivo es la Vitalidad Vibrante y el bienestar a largo plazo, la recuperación es una NECESIDAD. La recuperación merece una Nutri-Gota completa por una razón. Ten en cuenta que no es parte de los cubos de entrenamiento, a pesar de que podría, fácil y lógicamente organizarse de esa manera.

¿Te ayuda eso a que veas que tan importante es la recuperación para tu bienestar? Esta no es una Nutri-Gota extensa, pero es importante. Ya sea que desees llamarle descanso, reparación, rejuvenecimiento o recuperación, si mueves tu cuerpo regularmente, construye esto en tu plan. La recuperación puede tomar muchas formas. Aquí hay algunos ejemplos:

- Obtener un sueño reparador
- Tomarse un baño
- Hacerse un masaje
- Recuperacion activa (por ejemplo, una rutina activa)
- Trabajar en dedicarle un día a la semana al descanso (un día sin rutina de fuerza o cardio)
- Una semana estratégicamente planificada sin cardio ni entrenamiento, por ejemplo, una semana cada 6-8 semanas de ejercicio.

El objetivo de todo esto es cuidar de tu maravilloso y leal vehículo humano. Estamos exactamente donde estamos. La pregunta es, ¿estamos tomando las opciones que nos llevan a dónde queremos ir?

Revisión de Nutri-Gotas

Ahora que ya hemos hablado sobre el movimiento, vamos a repasar las Nutri-Gotas:

Nutri-Gota Uno: Porqué Moverse
Nutri-Gota Dos: Porciones de Rutina de Ejercicios
Nutri-Gota Tres: La Recuperación es Parte de la Rutina de Ejercicio

Datos Clave Para Recordar

Movimiento

El movimiento puede ser una herramienta para nuestro aspecto, y también es mucho más que eso; es una herramienta para mejorar nuestro bienestar general. Cuando nos enfocamos en cómo nos miramos, enfocamos toda nuestra atención en el exterior de nuestros cuerpos. Cuando nos enfocamos también en nuestro bienestar, estamos ampliando nuestro amor al interior de nuestro cuerpo, y estamos alimentando nuestros pensamientos y nuestras acciones de una manera que nos lleven a brillar con luz propia.

Nutri-Gota Uno: Porqué Moverse

- Mi objetivo es moverme regularmente para apoyar y colaborar con mi cuerpo, para regular mi bioquímica personal y mucho más
- Incluso si sólo tengo cinco minutos para moverme, sé que cinco minutos son mejores que cero minutos

Nutri-Gota Dos: Porciones de Ejercicio

- Cuando tengo tiempo en mi presupuesto para el movimiento, me concentraré en equilibrar mis porciones de ejercicio para incluir más de un tipo de actividad.

- Los siete cubos de ejercicios son: Cuerpo En Movimiento, Reforzamiento Del Piso Pélvico, Ejercicio De Fuerza, Cardio, Flexibilidad, Movilidad Y Equilibrio Del Cuerpo, y Respiración
- Me esforzaré en hacer un registro de lo que mida y haga, ya que de esa manera estaré más atenta y podré tomar acción sobre ello.

Nutri-Gota Tres:
La Recuperación es Parte del Ejercicio
- Me concentraré en ser buena conmigo misma en el camino, y me esforzaré en incluir la recuperación en mi práctica de movimiento

¡Deseo que te muevas alegremente y sin esfuerzo, y que ello facilite tu camino hacia el bienestar!

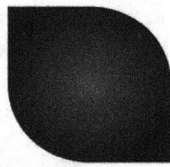

Capítulo Once
Construyendo el Esquema de las Nutri-Gotas

Has construido una base fuerte y poderosa, una Nutri-Gota a la vez, y ahora es donde todo se junta.

Acomodando las Nutri-Gotas

Ahora lo que vamos a hacer es enumerar todas las Nutri-Gotas, una a la vez. Al leer la lista de Nutri-Gotas, fíjate en las que resuenen más contigo. Si esta es tu segunda vez leyendo tu Guía (o más), puede que notes que algunas Nutri-Gotas resuenan más o que la forma en la que lo hacen pueden cambiar con el tiempo, o que puede ser la misma cada vez. Obsérvalo, porque, sea como sea, es información útil para ti.

Todas las Nutri-Gotas:

1. Conoce tu Verdadero Norte
2. Conoce el porqué
3. Recuérdatelo a ti misma con frecuencia
4. Nuestras opciones Meta
5. Estar presentes al comer
6. Rituales para después de comer
7. Mensajes externos
8. Plática interna
9. Nuestro Bienestar 5
10. Zappers
11. Los Mensajes en Los Antojos
12. Substancias Adictivas y Alteradoras del Estado Anímico
13. Nutriendo Nuestras Células
14. Nutriendo Nuestros Corazones
15. Descanso y Rejuvenecimiento

16. Sensibilidades Alimenticias
17. Barriga Feliz
18. Hormonas
19. Alimento Como Combustible
20. Macro Y Micro Nutrientes
21. Qué Alimentos Nutren Adecuadamente TU Cuerpo
22. Porqué Moverse
23. Porciones de Ejercicio
24. La Recuperación es parte del ejercicio

Las 5 Bases Diarias
R-A-D-A-R somos radares de todo lo bueno y maravilloso.

R respiración, aire. Nutrir nuestras células con oxígeno.

A agua, estar hidratadas.

D digestión, honrando nuestra zona de digestión.

A armonía. Armonizando nuestro fluido energético

R rejuvenecimiento y descanso.

El Poder de la Repetición

Ahora lo que vamos a hacer es ampliar los beneficios aún más. Voy a hacerte una serie de preguntas para que puedas profundizar en lo que has aprendido y te beneficies de esta experiencia, incluso mucho después de terminar de leer este libro. A medida que vayas respondiendo estas preguntas, recuerda ser amable contigo misma. Puede que no tengas respuestas inmediatas a todas estas preguntas, y eso es totalmente aceptable. Aunque no recuerdes la respuesta inmediatamente, el acto de buscar amorosamente, sin juzgarte, te traerá beneficios. Al leer estas preguntas, permite que tu mente piense en la Nutri-Gota y recupere la información:

¿Cuál es tu verdadero norte?

¿Has tenido la oportunidad de estar en una situación en la que, en el pasado, habrías tomado ciertas opciones, y desde haber comenzado tu Guía, has decidido tomar otras diferentes?

¿Qué elementos de las 5 Bases Diarias has intentado?

¿Te has encontrado en una situación en la que hayas sido capaz de hacer equipo con tu cuerpo y hayas utilizado una de estas herramientas, en lugar de experimentar el desgastante estrés del zapping?

¿Te has encontrado recordando tu RADAR, pensando en tomar una respiración profunda para alimentar tus células, para luego escucharte decir que no tienes tiempo de hacerlo? ¿Qué harás cuando estés en esa situación la próxima vez?

¿Puedes pensar en una o dos herramientas que puedas utilizar para apoyar el estar presente en tus comidas?

¿Cuál es tu rutina típica para después de la comida?

¿Qué música de fondo hay en tu cabeza? Tus reacciones inmediatas, ¿son las mismos o han cambiado a medida que has leído tu Guía?

¿Quiénes forman tu Bienestar 5?

¿Cuáles fueron algunos de los bloqueadores de bienestar que se encontraban en tu camino, en el pasado? ¿Qué contra-zappers utilizaste para hacerles frente?

¿Has tenido antojos de comida? Si es así, ¿tuviste la oportunidad de descifrar el mensaje detrás de tus antojos?

¿Qué hiciste la semana pasada para nutrir tu corazón?

¿Has tenido la oportunidad de experimentar el beneficio del descanso adicional y el rejuvenecimiento? (Y si eso todavía no ha sido posible, ¿has logrado pensar en algunas aspiraciones y metas de rejuvenecimiento?)

¿Has descubierto alguna sensibilidad alimenticia?

¿Qué pensamientos traen los términos "barriga feliz" y "bienestar" a tu mente?

¿Has tenido algunos momentos en los que las hormonas cambiantes te haya hecho sentir como en un mar tumultuoso? Si es así, ¿pudiste utilizar tus Nutri-Gotas para volver a tu bienestar?

¿Te has tomado un momento para sentirte realmente orgullosa de tu complejo y maravilloso cuerpo femenino?

¿Qué aspecto tiene tu flor nutritiva?

¿Cuál es tu pregunta de filtro de combustible?

¿Cómo ha apoyado el mapeo de alimentos a nutrientes tus opciones alimenticias?

¿Cuáles son algunos alimentos que te nutren adecuadamente? ¿Cuáles son algunas fuentes de nutrición del tipo no alimenticio que también te satisfacen?

¿Puedes pensar en una o dos razones por las que nuestros hermosos vehículos humanos prosperan con el movimiento?

181

Elije uno de los siete tipos de ejercicio y luego observa qué actividades has hecho en la última semana.

¿Has experimentado la inyección de energía que se siente de ver, aceptar y amar todos los matices de tu humanidad?

¡¡¡BRAVOOOOOO!!!
¡¡¡Felicitaciones por lograr esta meta!!!!

En el capítulo de *Integración*, haremos un par de ejercicios, porque el que te percates de lo que has logrado puede ser una herramienta más para que te aprovisiones de combustible y te impulses hacia el futuro por tu camino al bienestar. ¿Estás lista para acelerar tu impulso hacia el futuro aún más?

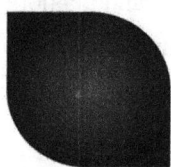

El Esquema de la Nutri-Gota

Tu Destino: El Bienestar

- Nutri-Gota Uno: Conoce Cuál es tu Verdadero Norte
- Nutri-Gota Dos: ¿Por qué...?
- Nutri-Gota Tres: Recuérdalo con Frecuencia

R-A-D-A-R

- Respiración (aire)
- Agua (hidratación)
- Digestión (honrando la hora del alimento)
- Armonía (armonizar nuestro flujo de energía)
- Rejuvenecimiento y restauración (descanso y sueño)

Es Importante Cómo Comemos

- Nutri-Gota Uno: Nuestras Opciones Meta Alimentos
- Nutri-Gota Dos: Estar Presentes Durante Nuestras Comidas
- Nutri-Gota Tres: Los Rituales Para Después de la Comida

Lo Que Nuestras Mentes Están Consumiendo

- Nutri-Gota Uno: Mensajes Externos
- Nutri-Gota Dos: Pláticas Internas
- Nutri-Gota Tres: Bienestar 5

Obstáculos del Bienestar

- Nutri-Gota Uno: Zappers
- Nutri-Gota Dos: Los Mensajes de los Antojos
- Nutri-Gota Tres: Substancias Adictivas y
  Alteradoras del Estado Anímico

Los Básicos del Vehículo Humano

- Nutri-Gota Uno: Nutriendo Nuestras Células
- Nutri-Gota Dos: Nutriendo Nuestros Corazones
- Nutri-Gota Tres: Descanso y Rejuvenecimiento

Terreno Interior

- Nutri-Gota Uno: Sensibilidades Alimenticias
- Nutri-Gota Dos: Barriga Feliz
- Nutri-Gota Tres: Hormonas

Alimentos Nutritivos

- Nutri-Gota Uno: El alimento como combustible
- Nutri-Gota Dos: Macro y Micro Nutrientes
- Nutri-Gota Tres: Qué alimentos
  nutren bien TU cuerpo

Movimiento

- Nutri-Gota Uno: Moverse
- Nutri-Gota Dos: Porciones de Ejercicios
- Nutri-Gota Tres: La Recuperación es Parte de la
  Rutina de Ejercicio

Capítulo Doce
Integración

Piensa en tu bienestar como una acogedora sala por un momento. Imagínate esta acogedora habitación: ¿Cómo es? ¿Hay un cómodo sofá o una silla en donde puedes sentarse a disfrutar de la vista? ¿Qué hay en la sala? ¿Qué aspecto tiene la vista? Recuerda que hacemos esto por pura diversión, así que puedes tener el paisaje que desees. Puede haber una playa y prados con flores silvestres, y un sol radiante entre las estrellas. Puedes tener un cielo azul con nubes blancas mullidas, o incluso puedes elegir un cielo lavanda con vetas de oro.

Sentada en la acogedora sala, piensa ¿cuál es la temperatura perfecta para ti? ¿Te gustaría que esté templado para poder abrir la ventana y oler el aire fresco de tu hermosa vista? O tal vez te gusta más que esté más bien fresco, para que puedas envolverte en una cobija. ¿Qué es más cómodo para ti? ¿Puedes imagínatelo? ¿Estás confortable? ¿Es bonito y acogedor y disfrutas de tu vista?

¿Qué pasaría si la temperatura en tu acogedora sala cambiara medio grado? ¿Podrás seguir disfrutando del momento? Y ¿Qué pasaría si la temperatura de tu acogedora habitación cambiara de 10 o 20 grados? ¿Crees que tendría un impacto distinto que si sólo cambiara la mitad de un grado? ¿Te prevendría de disfrutar de tu acogedora sala? ¿Te evitaría que disfrutaras de la vista?

¿Deseas volver a tu temperatura perfecta? Adelante, imagínala otra vez. Imagínala en la forma que desees.

Nuestro Punto de Partida de Bienestar

Todos tenemos un punto en donde nos encontramos cómodos, ya sea en nuestra imaginación, o en nuestra vida real. Ya sea que hablemos de la temperatura exterior, nuestro nivel de energía, o nuestra talla de ropa. ¿No es cierto que tienes ciertos puntos en donde te sientes cómodo? ¿Cuáles son algunos de tus puntos?

¿Qué perspectiva te ofrece esto acerca de tus puntos de partida y expectativas personales? Una cosa que espero que haga es que te ayude a que ver que, cuando esperamos cosas increíbles, por ejemplo, cuando esperamos que nuestra maravillosa sala con la impresionante vista esté de la forma que queremos, creamos un punto de partida para nuestras expectativas.

¿Qué expectativas tienes acerca de tu bienestar? ¿Qué has esperado de tu punto de partida de bienestar en el pasado? Y más importante aún, ¿cuál quieres que sea tu nuevo punto de partida de tu bienestar? Puede que desees tomar nota de algunos de sus pensamientos.

Aunque me gustaría poder decir que, ahora que tienes tu nuevo punto mínimo de bienestar y las herramientas del esquema completo, el viaje de bienestar va a ser siempre perfecto... pero solo podremos decir eso si definimos lo que es perfecto. Una vida con perfecta presencia y vivida plenamente, viene con mucho color, muchos zigs y un montón de zags. Lo perfecto incluso puede significar oportunidades inesperadas que te permitan practicar tus Nutri-Gotas. Si puedes recordar que cualquier obstáculo o desafío que enfrentes en tu camino hacia tu verdadero norte es parte de la aventura, entonces estarás aún más encaminada hacia el bienestar.

El Poder de las Preguntas

Tómate un momento para pensar en un posible escenario de lo que podría venir en tu futuro, y cómo usarías estas herramientas para seguir zigzagueando en dirección a tu verdadero norte.

¿Cuál era tu situación? ¿Qué herramientas utilizaste? ¿Qué tan segura estás de que recordarás utilizar estas herramientas si eso ocurre? ¿Qué tan segura estás de que, si se te olvida usar las herramientas al principio, finalmente recordarás usarlas?

¿Eres una persona que se acerca, o eres del tipo de personas que se alejan? ¿Sabiendo esto, ¿hay herramientas adicionales con las que desees planificar?

¿Tu respuesta fue la misma? ¿Agregaste algo?

Si alguna herramienta no te funciona, tienes otras. No todas las herramientas funcionan en todas las situaciones. Y a veces, incluso si es la misma situación, podría haber otros factores que hacen más eficaz a cierta herramienta. ¿Esto te hace sentido?

Ejercicio de los Escenarios

Responde las preguntas, una por una.

Escenario 1:
Imagina cómo se vería tu vida la semana próxima, si no utilizas cualquiera de las herramientas o técnicas que recién aprendiste. ¿Qué ves?

¿Qué tipo de elecciones estás haciendo? ¿Cómo te estás sintiendo? ¿Cuál es tu nivel de energía?

Ahora extiende el escenario un poco más... ¿Cómo te sientes dentro de un año?

Ahora, imagínate dentro de cinco años ¿Puedes verte en tus rutinas diarias?

¿Puedes imaginarte las elecciones que estás tomando?

Si tiene otras personas a tu alrededor, ya sea compañeros de trabajo, colegas, seres queridos o niños, - ¿cómo les afectan tus decisiones?

Escenario 2:
Imagina tu vida la próxima semana si implementas por lo menos una Nutri-Gota. ¿Qué herramientas escogerás?

190

¿Cuándo y cómo las incluirás en tu día?

¿Cuáles serán los pros y los contras de los desafíos de acomodar esas elecciones de bienestar en tu día?

¿Qué tipo de decisiones estás tomando? ¿Cómo te sientes? ¿Cuál es tu nivel de energía?

Ahora, amplía un poco más tu escenario. ¿Cómo te sentirás dentro de un año?

Cuando te topas con un obstáculo de bienestar a lo largo de tu camino, ¿recuerdas apoyarte en las Nutri-Gotas y/o te concentras en Las 5 Bases Diarias? ¿Aprendes de la experiencia y luego sigues hacia tu verdadero norte?

¿Están haciéndose más intuitivas tus elecciones de bienestar?

¿Le has quitado el poder de la repetición a los comerciales para aplicarlo a lo que alimenta apropiadamente a tu cuerpo?

Ahora, imagínate dentro de cinco años. ¿Puedes imaginarte realizando tus rutinas diarias? ¿Qué tipo de elecciones estás tomando?

Si tienes a otras personas a tu alrededor, ya sea compañeros de trabajo, seres queridos o niños, ¿Cómo están afectándoles tus elecciones?

Compara y Contrasta
    ¿Qué aspectos de tu vida fueron diferentes entre los escenarios 1 y 2?

    Habiendo visitado esas dos posibles versiones de tu futuro, si tu "yo" futuro pudiera darle un consejo a tu "yo" presente, ¿Cuál sería ese consejo? Escríbelo.

_____

_____

_____

_____

Felicidades

Me siento feliz por ti, y me siento profundamente honrada de haber compartido una parte de tu recorrido hacia el bienestar. Espero que estés disfrutando de su siguiente nivel de vitalidad vibrante, y que te sientas segura y preparada para lo que sigue en tu camino de bienestar.

Si tienes cualquier comentario, información o experiencia que desees compartir conmigo, me encantaría escucharlos. El mejor correo para que hagas eso es Hello@FueltheBodyWell.com o puedes contactarme personalmente a través de los medios sociales @FueltheBodyWell o por correo electrónico a Simona@FueltheBodyWell.com.

Te deseo bienestar abundante, Vitalidad constante, y que brilles con luz propia, ¡desde tu interior!

Con mis mejores deseos por un eterno bienestar,

Simona

Apéndice
Aplicaciones y Consejos para Las 5 Bases Diarias

El Arranque de Las 5 Bases Diarias

A este le he llamado El Acelerador de Las 5 Bases Diarias para animarte a hacer las 5 Bases Diarias durante unos días para que realmente las absorbas. Con la práctica, te tomarán menos tiempo y se harán más sencillas. Mientras lees, puede que desees empezar a visualizarte a ti misma haciendo estos pasos. Imagínate en dónde estarás, visualiza la fecha en el calendario, imagínate sonriendo al final de cada día, sabiendo cuánto progreso estás logrando en el camino de tu bienestar.

Las 5 Bases Diarias

R de respiración. Alimentar nuestras células con oxígeno.

A de agua. Mantente hidratada.

D por digestión. Honra la hora de tu digestión.

A de armonía. Armoniza el flujo de tu energía.

R de reparación, rejuvenecimiento y descanso.

Vamos a hablar de ciertas aplicaciones para cada uno de estos puntos, comenzando con la R.

R de respiración, aire y oxígeno

Durante los días de tu arranque, planifica un tiempo cada día para respirar conscientemente durante un minuto. La mejor manera en que lograrás tu sesión de respiración consciente es marcarla en el calendario, o añadirla al principio o al final de un hábito que ya hagas todos los días. Si tienes un temporizador o un cronómetro en tu reloj o en tu teléfono, sería ideal que lo usaras con este propósito. Puede que un minuto te parezca un tiempo muy largo cuando estás empezando a incorporar este hábito diario a tu rutina.

A de agua, hidratación

Estas son tus tres tareas de agua para tu Arranque de Las 5 Bases Diarias:

1. Lleva un vaso de agua grande o una botella de agua a tu mesa de noche, cuando vayas a dormirte. En la mañana, empieza tu día bebiéndola.

   ¿Cuánta agua empezaras a tomar cada día? Puedes experimentar con la cantidad para descubrir con cuánta se siente cómodo tu cuerpo. Un buen inicio sería unas 10 o 12 oz.

2. Toma agua durante todo el día. (Puede que desees no tomar más allá de las 6 de la tarde, para que tus viajes al baño no interrumpan tu sueño reparador).

3. La tercera es una regla sobre cuándo NO debes tomar agua. Puede que quieras considerar separar tus horas de comida y tu hidratación. Si necesitas tomar mucha agua con tus comidas, eso puede ser un indicativo de que no estás masticando bien. Y si necesitas "engañar" a tu cuerpo para que crea que estás llena durante tus comidas, puede ser un indicativo de que puede haber más lugar en tu interior para que entres en más armonía contigo misma y tu sabiduría interior. Si deseas darle una oportunidad a esta 3ra. regla de hidratación, deja de tomar agua 10 minutos antes de comer y no empieces otra vez sino hasta después de unos doce minutos después de tu comida.

¿Por qué solo esperar 12 minutos? Puedes esperar más de 12 minutos. Algunas fuentes dicen que esperes hasta 30 minutos para que el pH adecuado permanezca en tu estómago y puedas hacer bien tu digestión. La recomendación diaria del Arranque Básico es de 12 minutos, ya que es más manejable. Es más importante incorporar un pequeño hábito que te de la mayor parte de los beneficios y que puedas integrar en tu ajetreada vida, que intentar "pegarle a un jonrón" con un compromiso nuevo y demasiado grande que será más difícil de mantener a largo plazo.

La **D** es para digestión. Se trata de honrar la zona de nuestra digestión

Durante este Arranque de Las 5 Bases Diarias, me gustaría sugerirte que honraras tu zona de la digestión. Honrar tu zona de la digestión significa que le das tiempo a tu cuerpo entre las comidas para que haga su digestión. Para calcular el tiempo que debes dejar transcurrir puedes encontrar la app gratuita Digestion Zone en la tienda de iTunes, o simplemente sigue estos pasos:

Paso 1: Categoriza lo que Comes

¿Comiste un bocadillo, una porción pequeña, una comida regular o fue una verdadera comida de reyes?

¿Por qué esperar diferentes cantidades de tiempo para diferentes cantidades de comida? Es como llenar la lavadora a nivel completo y ponerle una pequeña carga de ropa. En general, cuanto mayor sea la comida, más tiempo tarda en digerirse.

Paso 2: Coloca el temporizador

Después de comer, programa un temporizador. Puedes utilizar la aplicación de Digestion Zone (Zona de Digestión), o calcular el tiempo tú mismo, como sigue:

Durante los primeros 12 minutos:
no comas nada ni bebas nada.
Sin importar qué comiste (un bocadillo o toda una comida de reyes), los primeros 12 minutos de la zona digestión deben ser de ayuno. No debes consumir ni agua ni comida.

Después de los 12 minutos
Después de tu ayuno de 12 minutos, espera una cantidad adicional de tiempo antes de ingerir más alimentos. Por ejemplo, para una merienda ligera, espera otros 30 minutos. Esto hará que el tiempo de ZD de la merienda sea un total de 42 minutos, aunque puede que sea más fácil de recordar un lapso de 45 minutos.

ZD para un bocadillo: 45 minutos en total
ZD para una comida pequeña 1 hora en total
ZD para una comida regular: 2 horas en total
ZD para una comida de reyes: 3 horas en total

Paso 3: Reconoce lo grandiosa que eres
Es lógico y obvio que queramos ser buenas con nuestro cuerpo. Al mismo tiempo, eso resulta todo un reto cuando tenemos un acceso tan sencillo a la comida. Ya no tenemos que usar una roca para abrir el caparazón exterior de una almendra. Ahora simplemente podemos tomar un puñado de almendras y comérnoslas. Estas modernas opciones ofrecen ventajas y desafíos, lo que significa que, cuando logres honrar la zona de la digestión, ¡te mereces tu propia palmadita en la espalda!

A de armonía, para armonizar nuestro flujo de energía
Para nuestro Arranque Diario, intenta hacer la rutina de 3 minutos todos los días. Las primeras veces que haces la rutina de "3 minutos", puedes tardar de 7 a 10 minutos en hacerla, pero una vez que lo hayas hecho un par de veces, debes ser capaz de completarla en 3 minutos.

La Rutina de los 3 Minutos
La rutina de 3 minutos está diseñada para aumentar tu nivel de energía física, apoyar el flujo de corrientes de energía en tu cuerpo, y comunicarle que estás experimentando estrés moderno (en vez del estrés de correr lejos del oso hambriento).

199

La Rutina de los 3 Minutos incluye 6 técnicas:
1. Una respiración que nutra las células
2. Apretón de dedos
3. Pararse y estirarse
4. Rosca de brazos
5. Masaje de la parte posterior de la oreja
6. Descanso visual

1. Una Respiración que Nutra Nuestras Células
Empezamos la rutina de 3 minutos al tomar una respiración profunda para nutrir las células. Coloca una mano sobre el abdomen superior como una táctica para recordarte a respirar profundamente. Respira por la nariz, espera y exhala por la boca. El objetivo es que la exhalación dure más que la inhalación.

La respiración es una de nuestras herramientas más rápidas para aumentar nuestra energía. Tomar una respiración profunda, que nutra nuestras células, puede tener un impacto inmediato en nuestra fisiología, nuestras emociones y nuestro estado de ánimo.

2. Apretón de Dedos
Haz que tu energía y tu circulación fluyan apretando los extremos de cada uno de tus dedos y los pulgares de ambas manos. Muchos de nuestros meridianos empiezan o terminan en nuestros dedos, lo que significa que, al apretar los extremos de los dedos, nos estamos dando un "acelerón". Nuestro meridiano del corazón, nuestro meridiano del intestino delgado, nuestro meridiano del pericardio, nuestro meridiano triple

calentador y el meridiano del pulmón, todos empiezan o terminan en uno de nuestros dedos o los pulgares. Es rápido y fácil, y el retorno de la inversión de tu tiempo es extraordinario. Si estas descalza, también puedes hacer un apretón de dedos del pie.

3. Párate y Estírate

Si eres físicamente capaz, ponte de pie y estírate. Estira los brazos por encima de la cabeza y luego entrelaza las manos. Con las manos cruzadas sobre tu cabeza y tus pies plantados firmemente en el suelo, lentamente comienza a inclinarte hacia la derecha, doblando la cintura. Luego dirígete hacia el centro. Desde esa posición de centro, inclínate lentamente hacia la izquierda. Luego vuelve otra vez hacia el centro. Cuando estés en la posición central otra vez, ve si puedes llegar aún más alto. Poco a poco deja que tus brazos vuelvan hacia abajo, a una posición neutral y relajada.

El ponernos de pie y estirarnos lleva nuestra atención a nuestra respiración, nuestro equilibrio, nuestros brazos y nuestras piernas. El movimiento también mueve nuestra sangre, nuestra energía y oxígeno a través de nuestro cuerpo para que el alimento circule y se deshaga de las toxinas.

4. Rosca de Brazos

Las dos rutinas que siguen (la rosca de brazos y el masaje de la parte de posterior de la oreja) son ambas técnicas que aprendí de Donna Eden. Yo llamo a esta cuarta técnica la rosca de brazos porque así es como la siento. Ella la llama la postura modificada de Wayne Cook. Es una gran herramienta para desenredar cualquier energía revuelta y caótica. Esto es importante, porque cuando la energía esta codificada, no sólo te sientes apagada, sino que además puede afectar la energía de las personas que están a tu alrededor.

Para hacer la rosca de brazos, pon los brazos delante de ti, con las palmas una frente a otra. Tus brazos estarán perpendiculares a tu cuerpo y paralelos al suelo. Ahora gira tus manos para que las partes posteriores de ellas se enfrenten. Cruza un brazo sobre el otro y cierra las manos. Una vez que tus manos están cruzadas, llévalas hacia abajo y luego en hacia tu cuerpo. Tus codos se doblarán cuando bajes las manos hacia tu cuerpo y luego hacia tu corazón. Cuando estés en la posición de la rosca de brazos, las manos estarán juntas, cerca de tu corazón, y los codos estarán apuntando hacia abajo. Desde esta posición, haz cuatro respiraciones completas. Lentamente y con cuidado, suelte los brazos hasta que llegues a una posición relajada y neutral.

5. Masaje de la Parte Posterior de la Oreja

Esta quinta técnica es mi modificación de una rutina de energía de Donna Eden, llamada batido triple calentador. En esta técnica, centramos nuestra atención en nuestro meridiano triple calentador. El triple calentador es la parte que protege tu cuerpo energético y que se activa cuando te enfrentas a una amenaza. El desafío es que muchas de nuestras tensiones modernas no son verdaderas amenazas a nuestra vida, así que tenemos que recordarle al triple calentador que estamos seguras y bien.

Puede que desees pensar en esta técnica como si estuvieras frotando la espalda de un bebé que lucha-contra su necesidad de dormirse y finalmente cae en un sueño apacible y rejuvenecedor. Comienza colocando tus dedos índice y medio en sus sienes y masajea presionando hacia abajo y moviendo los dedos en un movimiento circular. Luego empieza a mover tus dedos desde de la sien y hacia sus oídos. Cuando estés cerca de los oídos, empieza a masajear hacia arriba, alrededor y hacia abajo de la parte trasera de las orejas. Cuando llegues a la parte inferior, exprime el lóbulo de tu oreja.

6. Descanso Visual

Para que podamos ver, nuestro cerebro recibe señales de los ojos y luego interpreta esas señales. Es un enorme torrente de información el que recibimos constantemente. Al cubrir nuestros ojos y reducir la cantidad de estimulación que está adquiriendo le ofrecemos un momento para descansar y recargarse.

La primera vez que escuché sobre el beneficio de dejar descansar a nuestros ojos fue en un reporte del optometrista conductual Dr. Steven Gallop. Para realizar esta técnica de descanso visual, siéntate con los ojos acunados en tus manos ahuecadas durante tres respiraciones lentas y completas. Puedes hacer esto colocando tus codos sobre una mesa o escritorio y ahuecando cada una de tus manos. Descansa tu cabeza en las palmas de las manos al tapar ambos ojos... la palma derecha ahuecada sobre el ojo derecho, la palma izquierda ahuecada sobre el ojo izquierdo. Desde esa posición, las puntas de tus dedos pueden descansar cómodamente en tu frente, y tus pulgares contra tus sienes.

Cuando estés en esa posición, los ojos deben descansar cómodamente en el espacio oscuro que hay bajo tus palmas ahuecadas. Puedes cerrar los ojos o mantenerlos abiertos mientras descansas tu percepción sensorial y te relajas durante tres respiraciones.

La segunda **R** es para el rejuvenecimiento y la relajación

¿Cómo estás priorizando tu sueño actualmente? ¿Cómo te sientes cuando despiertas en la mañana? ¿Te sientes descansada? ¿Saltas de la cama con ganas de empezar el día? ¿Tienes una hora en específico en la que te vas a dormir por la noche? ¿Despiertas a una determinada hora? ¿Tienes un ritual para antes de ir a dormir?

Como parte del Arranque de Las 5 Bases Diarias, me gustaría animarte a elegir un tipo de rutina que te gustaría hacer antes de irte a la cama cada noche. Si es posible, pretende disfrutar de una noche completa de sueño. Si una noche completa no es posible en este momento, considéralo como una meta. Mientras tanto, ¿podrías agregar 20 minutos adicionales a la cantidad de sueño de la que estás disfrutando actualmente?

Compromiso del Arranque de Las Bases Diarias

¿Estás lista para comprometerte a tu Arranque de Las Bases Diarias? Si es así, decide cuánto tiempo deseas comprometer. Elije el número de días (entre tres y diez) y haz Las 5 Bases Diarias cada uno de esos días.

Generalmente no hay un tiempo "ideal" para empezar, así que esperar que ese momento ideal llegue podría tener un impacto negativo en tus resultados. Ocurrirá lo contrario si empiezas inmediatamente. Estarás enviando un mensaje claro a cada parte de ti misma, diciendo que estás comprometida y que eres congruente en tu búsqueda del bienestar y la vitalidad en tu vida cotidiana. Cuanto más practiques Las 5 Bases Diarias, más rápidas y más fáciles se harán. Una vez las hayas practicado, estas potentes herramientas de bienestar se hacen más sencillas de distribuir entre los recovecos y rincones de tu día.